上海市老年教育普及教材

上海市学习型社会建设与终身教育促进委员会办公室

老年人泌尿外科疾病100问

U0301073

复旦大学出版社

本书编写组

编著　邱建新

丛书策划

朱岳桢　杜道灿　黄知和

前　言

　　根据上海市老年教育"十二五规划"提出的实施"个、十、百、千、万"发展计划中"编写100本老年教育教材，丰富老年学习资源，建设一批适合老年学习者需求的教材和课程"的要求，在上海市学习型社会建设与终身教育促进委员会办公室、上海市老年教育领导小组办公室和上海市教委终身教育处的指导下，由上海市老年教育教材研发中心会同有关老年教育单位和专家共同研发的首批"上海市老年教育普及教材"，共58本正式出版了。

　　此次出版"上海市老年教育普及教材"的宗旨是编写一批能体现上海水平的、具有一定规范性、示范性的老年教材；建设一批可供老年学校选用的教学资源；完成一批满足老年人不同层次需求的、适合老年人学习的、为老年人服务的快乐学习读本。

　　"上海市老年教育普及教材"的定位主要是面向街（镇）及以下老年学校，适当兼顾市、区老年大学的教学需求，力求普及与提高相结合，以普及为主；通用性与专门化相兼顾，以通用性为主。编写市级普及教材主要用于改善街（镇）、居（村）委老年学校缺少适宜教材的实际状况。

　　"上海市老年教育普及教材"在内容和体例上尽力根据老年

人学习的特点进行编排，在知识内容融炼的前提下，强调基础、实用、前沿；语言简明扼要、通俗易懂，使老年学员看得懂、学得会、用得上。教材分为3个大类：做身心健康的老年人；做幸福和谐的老年人；做时尚能干的老年人。每个大类包含若干教材系列，如"老年人万一系列"、"老年人常见病100问系列"、"健康在身边系列"、"老年人心灵手巧系列"、"老年人玩转信息技术系列"等。

"上海市老年教育普及教材"在表现形式上，充分利用现代信息技术和多媒体教学手段，倡导多元化教与学的方式。第一批教材中有半数课程配有多媒体课件，部分动手课程配有实物学习包。在年内开通的老年教材移动终端平台上，老年人可以免费下载所有教材的电子版，免费浏览所有多媒体课件，逐步形成"纸质书、电子书、计算机网上课堂和无线终端移动课堂"四位一体的老年教材资源。

"上海市老年教育普及教材"编写工作还处于起步阶段，希望各级老年学校、老年学员和广大读者提出宝贵意见。

上海市老年教育普及教材编写委员会

2013年8月

编者的话

据上海市民政局、上海市老龄办、上海市统计局联合发布的上海市老年人口统计情况显示，截至2012年12月31日，上海市户籍60岁及60岁以上的老年人口占全市户籍总人口的25.7%，达367.32万人。其中70岁以上人口占46%。人的寿命延长了，是个可喜的现象。但许多老年人带病生活的状态告诉我们，老年人需要延长寿命，但更需要的是提高生命质量。因此，对老年人及其家庭来说，就要充分重视对疾病的防控，增强自身的健康意识，掌握保健知识，做到防病于未然，治病于早期，不死于无知，从而使人口老龄化向健康老龄化迈进。

近年来，上海的健康教育工作内容丰富，亮点突出，富有成果。2012年，上海市市民健康素养的总体具备率已经达到了14.38%，列全国前茅。2013年，上海市卫生局局长徐建光提出"2013年卫生部门还要促进与多部门合作和交流，完善健康教育的工作网络，拓展健康教育工作领域，增加健康教育的覆盖面"。策划并出版本套以老年人为读者对象的"老年人常见病100问"丛书，正是上海市教委参与市民健康教育，促进健康老龄化的公益性举措，是上海健康教育工作的一个组成部分。

在本套丛书的策划和编写过程中，民盟上海市委给予了大力的支持和帮助。民盟上海市委社会服务部和民盟上海申康医院发展中心委员会邀请和组织了上海部分市属医院的专家在百忙之中承担了书稿的撰写工作，这里谨致以崇高的敬意和衷心的感谢。

健康教育工作是一项长期的系统工程，需要理论的探索和实践的总结。我们希望本套丛书的出版，能对老年人增加健康知识、提高疾病防控能力、提升生命质量起到积极的促进作用。

医生简介

邱建新　男，1966年出生。1995年毕业于上海医科大学，获泌尿外科博士学位。现为上海交通大学附属第一人民医院泌尿外科临床医学中心教授、主任医师、博士生导师，肾移植中心主任。2004年赴美国加州大学洛杉矶分校(UCLA)泌尿外科进修学习2年，回国后于2007年入选上海市浦江人才计划特殊急需人才项目，2009年获国家自然科学基金一项，2011年入选"上海市卫生系统新百人计划"，在国外知名期刊发表SCI论文16篇。目前担任《世界临床药物》、《中华细胞与干细胞移植》等杂志编委。长期从事泌尿外科和肾脏移植的临床工作和科研工作，专长于肾癌、肾盂癌、膀胱癌、前列腺癌等泌尿系统肿瘤的外科手术和腹腔镜微创治疗，对肾脏移植手术、移植后患者的随访也有很深的造诣。社会任职为上海市政协委员、民盟上海市委委员、民盟上海申康医院发展中心委员会主任委员。

特需门诊时间：每周一上午、周五上午（上海市第一人民医院北部）

目 录

3 求诊指南   95

1

认识老年人泌尿外科疾病

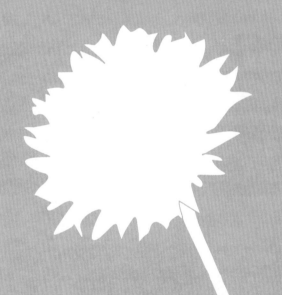

1.1 老年人泌尿外科疾病的特点

随着老年人泌尿系统各个器官的退行性改变，各脏器的形态和功能都会出现相应的改变，由此而产生的疾病也明显不同于青壮年患者，其特点主要表现为以下几个方面。

（1）泌尿系统感染发生率明显升高：由于老年患者全身免疫系统功能逐渐减弱，局部的抗感染机制也随着激素水平的下降而明显下降。泌尿系统是通过尿道口和外界相通的系统，外界的致病微生物很容易通过尿道口逆行感染。因此，老年患者的泌尿系统感染发生率较青壮年会有明显升高。当然，因老年患者前列腺增生和逼尿肌功能减退引起的残余尿增多也是尿路感染高发的一个重要原因。除此之外，由于尿路感染，老年患者容易出现泌尿系统感染性结石，而结石的存在又反过来加重了感染的发展。

（2）前列腺增生与前列腺癌已经成为常见病：前列腺炎是青壮年男性最常见的疾病之一，但对老年男性来说，前列腺增生变得更为常见。随着年龄的增加，男人们或多或少都有前列腺增生的现象发生。有研究表明前列腺增生始于40岁，但60岁以上的老年人更为多见。前列腺增生的主要症状有排尿困难，轻者夜尿次数增多，有尿不净或尿完后还有少量排出的现象；严重者出现尿流变细，甚至排不出尿的现象；同时常伴有腰酸腰痛、四肢无力等症状。老年人另一个重要的前列腺疾病是前列腺癌，已有研究表明前列腺癌的发生与老年人体内雄激素水平的变化有着密切关系。前列腺癌发病率有明显的地理和种族差异，中国、日本及前苏联等国家最低，美国黑种人前列腺癌发病率为全世界最高。在美国，目前前列腺癌的发病率已经超过肺癌，成为第一位危害男性健康的肿瘤。近年来，随着我国人民生活水平的提高，高蛋白、高脂肪饮食越来越普遍，都是造成前列腺癌发病率越来越高的原因。

（3）泌尿系统肿瘤发病率在老年患者呈上升趋势：泌尿系统肿瘤可发生于泌尿系统的任何部位，包括肾、输尿管、膀胱、尿道等部位。肾脏的良性肿瘤包括肾囊肿、血管平滑肌脂肪瘤等；恶性肿瘤主要为肾癌（又称肾细胞癌），占肾脏实质性肿瘤的90%以上。肾盏、肾盂以下为有管道的脏器，腔内均覆盖尿路上皮（又称尿路移行上皮），所接触的内环境都是尿，致癌物质常通过尿液使尿道上皮发生恶变而致肿瘤，所以肾盂、输尿管、膀胱、尿道的上皮肿瘤有其共性，并可能同时发生多器官肿瘤。由于尿液在膀胱内停留时间最长，所以引起的膀胱癌也最为常见。老年人由于免疫系统的功能逐渐下降，像其他系统的恶性肿瘤一样，老年人的泌尿系统恶性肿瘤的发生率也较青壮年明显升高，值得引起重视。

（4）泌尿系统结石也有一定的发生率：泌尿系统结石又称尿石症，包括肾、输尿管、膀胱和尿道结石。尿石症的发病率有明显的地区差异，世界上有许多尿石症高发地区，中国南方的发病率远高于北方。尿石症的发生、发展与营养状况有密切关系，贫穷人群食物中以植物蛋白为主，尿中缺乏磷酸盐，容易发生膀胱结石，小儿尤为常见，而发达国家常见成人含钙肾结石。尿石形成的学说很多，如成核学说、基质学说、结晶抑制物学说等，但是还没有任何学说能说明全部尿石的形成机制。泌尿系统的梗阻、异物和感染可促进尿石形成，反之，尿石又可以是梗阻、感染的原因。代谢性疾病，如甲状旁腺功能亢进、痛风、草酸及胱氨酸等代谢异常也可以是尿石形成的原因。老年人由于前列腺增生、逼尿肌功能减退等原因，可造成残余尿明显增多，是膀胱结石多发的一个重要原因。另外，老年患者的一些代谢问题，如高尿酸血症、反复发作的尿路感染等，也是发生泌尿系统结石的重要因素。

由此可见，老年人泌尿系统疾病有其特殊性，一方面是病种的改变和发生率的变化，更重要的是老年人机体各器官功能的代偿和抗病能力都在明显减退，对疾病本身和治疗的耐受力也在下降。因此，要求医生在疾病的治疗中采取微创、手术时间短的手术方式或尽量采取非手术治疗，将创伤和并发症降低到最小的程度。

1.2 老年人常见泌尿外科疾病

1.2.1 肾囊肿

（1）概述：肾囊肿又称肾脏囊性疾病，顾名思义，是肾脏（图1-1）内出现与外界不相通的囊性病变的总称。常见的肾囊肿有单纯性肾囊肿、肾盂旁囊肿及多囊肾等。随着体检的普及及B超和CT的广泛应用，肾囊肿的检出率显著提高，已成为临床上较为常见的一种肾脏疾病。

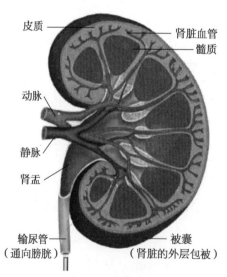

皮质　　　　　　　　　　　　　肾脏血管
　　　　　　　　　　　　　　　髓质
动脉
静脉
肾盂
输尿管　　　　　　　　　　被囊
（通向膀胱）　　　　　（肾脏的外层包被）

图1-1　肾结构图

单纯性肾囊肿是人类肾脏疾病中最常见的病变，是单侧或双侧肾出现一个或数个大小不等的、与外界不相通的囊腔，其内充满囊液。单纯性肾囊肿的病因不清。患者绝大多数为成年人，儿童中少见。男性多于女性。随着年龄的增长，发病率逐渐上升，50岁以上的人群，约有50%的人有一个或多个单纯性囊肿，70岁以上的人中患病率高达90%。

单纯性肾囊肿的囊壁薄而透明，内含淡黄色清亮液体。如有过炎症，囊壁可增厚、纤维化，甚至钙化。囊肿与肾盂不相通，壁内衬以单层扁平上皮细胞。较小的单纯性肾囊肿生长缓慢，对肾功能影响很小，恶变机会也小，仅需定期观察；对于直径大于4厘米的单纯性肾囊肿、增大迅速的囊肿或是可疑恶变的囊肿，应考虑手术治疗。

（2）症状：通常无症状，多在体检或因其他疾病做影像学检查时偶然发现。部分患者会感到患侧腰背酸痛，往往也不是由肾囊肿直接导致的。一些非常大的肾囊肿，尤其是发生囊内出血或感染的肾囊肿会产生明显的腰腹部疼痛等不适症状。有的肾囊肿恰巧压迫了输尿管或肾盏颈部，会引起肾积液和继发感染，继而出现腰痛、发热、尿路感染的症状。个别的单纯性肾囊肿会发生囊壁癌变，癌变率约为1%。囊肿内有出血时应警惕癌变可能。

（3）诊断：体检以常规的腹部B超（或彩超）为首选，既可发现肾囊肿又可作为定期复查的手段。如B超结果不能准确判断囊肿性质，应查腹部增强CT或磁共振成像（MRI）。

鉴别的重点就是把单纯性肾囊肿和囊性肿瘤（如癌变的囊肿或内部坏死的肿瘤）区分开来。前者在B超、CT下呈圆形均一液性暗区，无强化，壁薄，后壁回声增强，囊肿与肾实质分界清晰而光滑；后者囊壁不规则，囊内有瘤样内容物，囊内有强化。另亦需与肾盏憩室相鉴别，增强CT或静脉尿路造影（IVU）较为有效。

另外，多发性肾囊肿还应与多囊肾相鉴别：一侧肾脏可以同时出现若干个单纯性肾囊肿，但囊肿之间有正常的肾皮质，囊肿之间无关联，肾功能大多无损伤，称为多发性肾囊肿；而多囊肾是先天性的遗传病，肾脏被无数个泡沫般的囊肿充斥，几乎见不到正常的肾组织，较早出现肾衰竭。

（4）治疗：单纯性肾囊肿进展缓慢，预后良好，无自觉症状或压迫梗阻等病变者，不须外科治疗干预，亦不需口服药物，不影响日常生活，半年或一年复查一次B超即可。

一般认为需要外科治疗的单纯性肾囊肿指征是：①有腰腹疼痛不适症状或心理压力大者；②囊肿直径大于6厘米，或是近期体积明显增大者；③囊肿产生压迫、肾积液症状者，或囊肿继发出血、感染、破裂等病变者；④怀疑癌变者。

腹腔镜下的肾囊肿去顶减压术是目前肾囊肿手术治疗的主要方式。该手术方式创伤小，治疗有效，风险小，术后恢复快，住院时间短，切口愈合美观，复发率低。切除的囊肿壁均应送病理检查以明确其性质。

治疗方式还包括B超引导下的囊肿穿刺抽液，并注入硬化剂（如无水乙醇），但该方式穿刺风险高，复发率也很高，且注入的硬化剂若进入肾盂、输尿管，造成的损伤是极其严重和难以修复的，不应常规推荐治疗。

1.2.2 肾癌

（1）概述：肾癌为源于肾实质的恶性肿瘤，又称肾细胞癌，是肾脏最常见的肿瘤，占肾肿瘤总数的75%~80%。发病年龄多在40~60岁，男多于女，男女比例为3~5：1，两侧肾脏发病无明显差异，同时发病者少见。

肾癌生长迅速，早期即可突破肾包膜而直接侵犯肾周围组织或向肾盂、肾盏内压迫以致破溃，从而出现肉眼血尿。肾癌的转移主要是通过血运和淋巴两条途径。癌细胞栓子逐渐长大进入静脉系统，甚至波及右心房；淋巴结转移可以发生于病变早期，主要是先转移至肾门淋巴结，进一步转移到肺门淋巴结。肾癌转移至肺的机会最多，由肺经血流再转移至其他器官，其中以骨骼系统多见，肝、脑等器官的转移也有所发生。

肾癌患者临床发展及预后相差悬殊，但与肿瘤的临床分期、病理学分级的高低密切相关，另外还与肿瘤大小、红细胞沉降率、性别、肿瘤细胞脱氧核糖核酸（DNA）含量等因素有一定关系。

（2）症状（图1-2）：

1）血尿：无痛性全程肉眼血尿常是患者就诊的初发症状，常无任何诱因，也不伴有其他排尿症状。数次血尿后，常自行停止，再次发作后，病情逐渐加重。

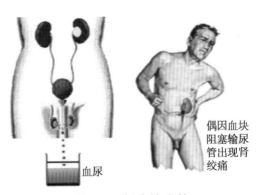

偶因血块阻塞输尿管出现肾绞痛

血尿

图1-2　肾癌的症状

2）肿块：肿瘤长大后，可在肋缘下触及包块，包块较硬，表面不平，如肿瘤和周围组织粘连则因固定不随呼吸上下活动。双手合诊时，肾脏肿块触诊更为清晰。

3）疼痛：肾癌早期，常无任何疼痛不适，因肾癌本身引起的疼痛仅占患者40%左右。病变晚期则可由于肿瘤包块压迫肾包膜或牵拉肾蒂而引起腰部酸胀坠痛，出血严重时偶可因血块梗阻输尿管引起绞痛。

4）其他：左肾肿瘤可伴继发性左侧精索静脉曲张；癌栓侵及下腔静脉时可出现下肢水肿；病灶远处转移患者，可出现转移病灶的症状，如肺转移可出现咳嗽、咯血，骨骼转移可出现病理性骨折等。约有43%的患者尚可出现高血压表现，晚期患者常出现明显消瘦、贫血、低热、食欲缺乏、体重减轻等恶病质表现。

（3）诊断：除体检双手合诊注意肾区有无包块外，常用的诊断方法有以下几种。

1）B超检查：能检出直径1厘米以上的肿瘤，且无创伤性，能重复检查，能准确地分辨囊性病变还是实性占位性病变。

2）CT扫描：不仅能正确分辨病变性质是囊性还是实性外，还能通过测定病变组织的密度进行诊断，能更形象地反映解剖结构上的变异，应用造影剂增强后还能了解双肾功能情况，这一项目已被列为目前肾肿瘤术前的常规检查。

3）静脉肾盂造影：通过排泄性尿路造影，不但能看到肾癌引起的肾盂、肾盏受压情况，如龙爪样畸形、花瓣状变形、充盈缺损不显影等，还能了解对侧肾脏功能情况，这对决定能否切除病肾非常重要。

4）磁共振：这是继CT扫描后的又一新的诊断技术。据统计，应用磁共振进行肾癌临床分期正确率能达到90%左右。

5）肾动脉造影及栓塞：肾动脉造影对肾囊肿与肾肿瘤的鉴别有重要作用，前者囊肿内无血管，囊肿周围血管少且整齐，常呈弓形移位；而肾癌血管丰富、粗大、排列紊乱。肾动脉造影目前一般作为肾肿瘤动脉栓塞前的一种辅助性诊断措施。一旦确诊肾癌，造影同时即行肾癌动脉栓塞。动脉栓塞后可使瘤体缩小，术中减少出血及癌栓扩散，亦可降低手术难度。

6）实验室检查：肾癌患者在大量肉眼血尿发作之后，一般尿中或多或少存在镜下红细胞，部分患者尿中细胞学检查可找到癌细胞，但阳性率较低。近年发展起来的肿瘤标记物检查是一项新的检查方法，但缺乏特异性的肾癌标记物。血、尿中的癌胚抗原，尿中聚胺物等水平在肾癌患者中可有提高。

7）其他：膀胱镜检查在血尿发作时可窥清血尿从何侧而来，腹膜后充气造影对了解肾癌与周围组织粘连情况也有帮助，可选择应用。

（4）治疗：

1）手术治疗：肾癌一经确诊，应尽早行肾癌根治术。手术入路的选择目前一般以经腹者为多，进腹手术术野暴露较好，可避免或减少对其他邻近器官的损伤，必要时还可行胸腹联合切口。手术时尽快阻断肾蒂血管，避免肿瘤细胞扩散。肾切除同时，还应切除肾周脂肪、筋膜组织及淋巴结。术野再用蒸馏水浸泡5分钟，以消灭残留逸散的癌细胞。对已有肺部转移、患者一般情况尚可、重要器官能耐受手术者，争取切除原发肾癌，对缓解病情有一定好处。

2）激素治疗：黄体酮、睾酮对转移性肾癌能起到缓解病情的作用。

3）免疫治疗：卡介苗、转移因子、免疫核糖核酸（RNA）、干扰素、白细胞介素等对预防复发或缓解病情发展有一定的作用。

4）靶向治疗：索坦和多吉美是目前疗效最好的两种治疗肾癌的靶向药物。大量研究表明，应用靶向药物对于不能手术切除的肾癌患者，可有效地缩小瘤体和转移灶，从而延长患者的总体生存率。

1.2.3 肾盂癌

（1）概述：肾盂癌系发生于肾盂或肾盏上皮的一种肿瘤，约占所有肾肿瘤的10%。本病多数为移行细胞癌，少数为鳞癌和腺癌，后两者约占肾盂癌的15%，它们的恶性程度远较移行细胞癌为高。临床所见移行细胞癌可在任何被覆有移行上皮的尿路部位先后或同时出现。因此，在诊断及处理上应视为一个整体，不能孤立地对待某一局部的移行细胞癌。发病年龄多在40岁以上，男性多于女性，男女比例约为3∶1，发病无明显差异，两侧同时发生者，占2%~4%。

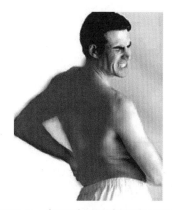

图1-3　肾盂癌可引起腰部不适

（2）症状：有70%~90%的患者临床表现早期最重要的症状为无痛性肉眼血尿，少数患者因肿瘤阻塞肾盂输尿管交界处后可引起腰部不适（图1-3）、隐痛及胀痛，偶可因凝血块或肿瘤脱落物引起肾绞痛，因肿瘤长大或梗阻引起积液出现腰部包块者少见，尚有少部分患者有尿路刺激症状。晚期患者出现贫血及恶病质。

（3）诊断：本病诊断方法基本同肾癌，大量反复肉眼血尿，血尿严重时可见输尿管管型血块。查体常无阳性体征发现，血尿发作时膀胱镜检查可见患侧输尿管口喷血，尿液细胞学检查可见肿瘤细胞。B超、CT检查可见肾盂实质占位性病变，静脉肾盂造影、逆行肾盂造影或CT尿路造影可见肾盂或肾盏内有不规则的充盈缺损。

透X线的阴性肾结石可同肾盂癌相混淆，但前者在尿路造影片上的缺损阴影大多呈圆形或卵圆形，边缘光滑；而肾盂癌的占位缺损边缘为不规则，尿细胞学检查可查见癌细胞，CT、B超检查也助于鉴别诊断。

（4）治疗：肾盂癌的治疗仍以手术为主，切除病肾及全段输尿管包括输尿管开口旁的部分膀胱，以防止残留的输尿管壁内段再发生肿瘤。由于癌细胞的分化和基底的浸润程度差异较大，预后亦很悬殊。分化良好、无浸润的肾盂癌手术后5年生存率在60%以上。但总体来说，肾盂癌手术后生存率一般低于肾癌。有报道指出，术后加用放射治疗对提高生存率有一定作用。

1.2.4 膀胱肿瘤

（1）概述：膀胱肿瘤较常见，约占所有恶性肿瘤的20%，在我国发病率居泌尿系统肿瘤首位。本病男性多于女性，男女比例约为4∶1，发病年龄多在40岁以上，且随年龄增大而发病率增加。但近年来30岁以下发病者有所增加，20岁左右的患者也时有所见，总的发病率有增高趋势。本病在首次诊断时大多病变局限，但约有6%患者已有远处转移。膀胱肿瘤治疗后复发率极高，一旦复发，其生物学行为也随之改变，往往向更高的病理级别及临床分期发展。

膀胱肿瘤病因复杂，真正的发病原因尚不完全清楚。据临床观察及实验研究的结果，可能与下列因素有关：①外源性致癌物质，如β-萘胺、联苯胺类化合物、吸烟、日常生活中所接触的致癌物质等。②内源性致癌物质，如色氨酸和烟酸代谢异常，其中间产物邻羟氨基酚类物质，能直接影响细胞的RNA和

DNA的合成，具有致癌性能，膀胱肿瘤患者尿内色氨酸代谢产物明显增多。③其他致癌因素，如膀胱黏膜白斑病、腺性膀胱炎、结石、长期尿潴留，某些病毒感染等也是诱发膀胱肿瘤的常见病因。

膀胱肿瘤最多分布在膀胱侧壁及后壁，其次为三角区和顶部。其发生可为多灶性，亦可同时或先后伴有肾盂、输尿管及尿道的肿瘤。膀胱肿瘤的扩散主要是向深部浸润，继而发生远处转移。转移途径以髂淋巴结、腹主动脉淋巴结为主，晚期少数患者可经血流转移至肺、骨、肝等器官。膀胱癌的转移发生较晚、扩散较慢。

（2）症状：

1）血尿：绝大多数膀胱肿瘤患者的首发症状是无痛性肉眼血尿，如肿瘤位于三角区或其附近，血尿常在排尿终末出现。如肿瘤出血较多时，亦可出现全程血尿。血尿可间歇性出现，常能自行停止或减轻，容易造成"治愈"或"好转"的错觉。血尿严重者因血块阻塞尿道内口可引起尿潴留。血尿程度与肿瘤大小、数目、恶性程度可不完全一致，非上皮肿瘤的血尿情况一般不很明显。

2）膀胱刺激症状：肿瘤坏死、溃疡、合并炎症及形成感染时，患者可出现尿频、尿急、尿痛等膀胱刺激症状。

3）其他：当肿瘤浸润达肌层时，可出现疼痛症状。肿瘤较大影响膀胱容量或肿瘤发生于膀胱颈部或出血严重形成血凝块等影响尿流排出时，可引起排尿困难，甚至尿潴留。膀胱肿瘤位于输尿管口附近影响上尿路尿液排空时，可造成患侧上尿路积液。晚期膀胱肿瘤患者有贫血、水肿、下腹部肿块等症状，盆腔淋巴结转移可引起腰骶部疼痛和下肢水肿。

（3）诊断：成年人，尤其是年龄在40岁以上，出现无痛性血尿，特别是终末血尿者，都应想到泌尿系统肿瘤，首先应考虑膀胱肿瘤的可能。查体时注意膀胱区有无压痛，肛指检查双手合诊注意有无触及膀胱区硬块及活动情况。膀胱肿瘤未侵及肌层时，此项检查常阴性。如能触及肿块，即提示癌肿浸润已深，病变已属晚期。尿液脱落细胞检查，可查见肿瘤细胞。该检查方法简便，可作为血尿患者的初步筛选，但如果肿瘤细胞分化良好者，常难与正常移行细胞相鉴别，故检出的阳性率不高。

膀胱镜检查对本病的临床诊断具有决定性意义，绝大多数病例通过该项检查可直接看到肿瘤生长的部位、大小、数目，并可根据肿瘤表面形态，初步估计其恶性程度，并进行活检以明确诊断。在肿瘤体积较大、膀胱容量很小、炎症较重、出血活跃、尿液混浊等膀胱镜检查无法得到清晰概念时，膀胱X线造影检查可见充盈缺损，浸润的膀胱壁僵硬不整齐。B超、CT扫描、静脉肾盂造影等对全面了解本病及排除上尿路有无肿瘤等都有一定价值。

（4）治疗：膀胱肿瘤治疗以手术切除为主。手术治疗分为经尿道切除肿瘤、膀胱切开切除肿瘤、膀胱部分切除、膀胱全切除等手术。应根据肿瘤的病理并结合肿瘤生长部位、患者全身情况等选择适当的手术方式。放射治疗、化学治疗、免疫治疗等在治疗中作为一种辅助措施或作为肿瘤切除后预防复发的一种手段。

1）手术治疗：

◇ 电灼或电切法：对小的表浅肿瘤，可经尿道施行肿瘤电灼或电切术，对较大的肿瘤亦可进行经尿道肿瘤切除，对多发表浅肿瘤可切开膀胱施行电灼及电切术。

◇ 肿瘤及膀胱部分切除术：对已侵犯肌层的肿瘤可选择此种治疗方法，切除包括肿瘤的全层膀胱壁，切缘距肿瘤不少于2厘米。肿瘤若邻近输尿管口则一并切除，另行输尿管膀胱再植术。

◇ 膀胱全切术：适用于肿瘤浸润深、范围广或肿瘤位于三角区内难以以上述方法手术治疗者则采用膀胱全切术。膀胱全切术又分单纯膀胱全切术及膀胱肿瘤根治性全切术。后者包括清扫盆腔淋巴结及切除除直肠外的盆腔内器官。膀胱切除后尿流改道方式较多，如直肠膀胱术、回肠膀胱术、膀胱再生术、可控性肠管膀胱和原位膀胱等术式，目前仍以回肠膀胱尿流改道者为多。

2）非手术治疗：

◇ 放射治疗：用钴60或电子加速器治疗，对肿瘤切除后预防复发及晚期癌肿控制病情发展有一定帮助。

◇ 化学治疗：化学治疗分全身和局部两种。局部化学治疗又有经髂内动脉内灌注和经膀胱内灌注等方法。目前较普遍的化学治疗用药还是经膀胱内灌注。

◇ 膀胱内灌注方法：丝裂霉素20~40毫克加生理盐水或蒸馏水20~40毫升，患者排空尿液后行膀胱内灌注，药液保留2~3小时，每周1次，共8次；以后改为2周1次，再灌4次，共12次。其他灌注药物还有塞替派、喜树碱、5-氟尿嘧啶、多柔比星（阿霉素）、顺铂、吡柔比星等。

◇ 免疫治疗：卡介苗膀胱内灌注对预防肿瘤复发有明显疗效。据报道，干扰素、白细胞介素等全身应用及膀胱内灌注对预防肿瘤术后复发亦有较好作用。

◇ 其他：如激光、血卟啉、射频、热水加压、枯矾液注射等，因临床疗效不确定，尚缺乏成熟结论。

1.2.5 前列腺增生症

（1）概述：前列腺增生症是指前列腺的非癌性增生。50岁以上的男性中前列腺增生很常见。发病原因尚不明了，可能与激素变化有关。前列腺包围着尿道，腺体增生使尿道渐渐变窄，最后尿流受阻（图1-4）。膀胱逼尿肌需要增加更大的力量才能把尿排出。因此，前列腺增生患者排尿时，膀胱往往不能完全排空。尿液滞留在膀胱内，容易引起感染和形成结石。长期尿滞留还会引起肾脏功能损害。前列腺增生患者使用降低排尿功能的药物，如抗组胺药物就有可能导致尿潴留。

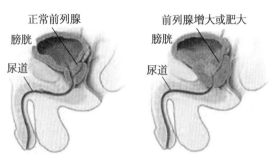

图1-4 正常前列腺与前列腺肥大的比较

（2）症状：前列腺增生症患者，当前列腺增大到妨碍排尿时，开始出现症状（图1-5）。最初感到排尿困难，有时感到小便排空不全。由于每次小便膀胱都不能排空，因此出现尿频，在夜间更严重（夜尿），排尿更费力，每次尿量也明显减少，尿流不畅，在排尿终结时出现淋漓不尽。严重的患者因膀胱过度充盈，可出现尿失禁。

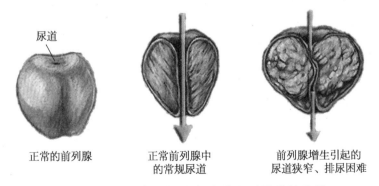

正常的前列腺　　正常前列腺中　　前列腺增生引起的
　　　　　　　的常规尿道　　尿道狭窄、排尿困难

图1-5 正常前列腺与前列腺增生时尿道的比较

排尿时过度用力，可能使膀胱和尿道的小静脉破裂，产生血尿。完全尿路梗死时，尿无法排出可产生尿潴留，表现为下腹胀满，继之可出现下腹剧烈疼痛。膀胱感染时排尿出现烧灼痛感，甚至可出现全身发热。尿潴留导致肾脏的压力增加，可引起双肾积液，但很少引起肾脏的永久性损害。

（3）诊断：根据症状疑诊前列腺增生症的患者，医生应进行直肠指检，扪诊前列腺是否增大。如果扪及硬的小结节，提示可能有前列腺癌的可能。如果有触痛，提示可能同时存在感染。

通常要进行血液检查测定肾脏功能和筛查排除前列腺癌。检测前列腺特异性抗原（PSA）水平。结果显示30%~50%的前列腺增生患者PSA的水平可有一定程度的增高。

有时需要做进一步检查：使用导尿管测定排尿后膀胱的残余尿量；使用尿流计测量尿流率；超声波检查可以测定前列腺的大小及残余尿的多少，并帮助确诊是否可能有前列腺癌。在少数情况下，需要用内镜检查下尿路，来诊断除前列腺增生以外的其他引起尿路梗阻的原因。

（4）治疗：可使用α肾上腺素能阻滞剂来缓解症状，如特拉唑嗪和多沙唑嗪。这类药物可以使膀胱出口处的肌肉松弛。为了使前列腺缩小，推迟需要手术的时间，可以使用像非那甾胺（保列治）之类的药物，但要缓解症状，用药时间常常要3个月或更长时间。如果症状加重，难以忍受，或有尿路感染、肾功能减退或尿流完全阻断，就需要进一步治疗。完全不能排尿的，需用Foley双腔气囊导尿管来排空膀胱，用抗生素治疗感染。

外科手术是最有效的治疗方法。最常用的是经尿道前列腺切除术。手术使用内镜，经尿道切除部分前列腺。手术常用椎管麻醉或全身麻醉，不需要切口。但有不到5%的患者，术后出现尿失禁，一部分人可出现电切综合征，极少数的人出现阳痿。若术后发生尿道狭窄，需要做尿道扩张术，或在3年内再次做经尿道前列腺切除术。还可用内镜激光烧灼切除前列腺组织，这种手术很少引起神经损伤，也很少出现并发症。但目前对这种方法的远期效果还缺乏研究。另外一些疗法有使用微波加热消除前列腺组织、用气囊扩张尿道等，效果尚有待于进一步随访。

1.2.6 前列腺癌

（1）概述：前列腺癌是一种很常见的恶性肿瘤，引起的确切原因尚不清楚。对由前列腺手术或尸体解剖获得的前列腺组织标本进行显微镜下观察，发现50％的70岁以上男性和几乎所有90岁以上的男性前列腺都有癌变。由于扩散很缓慢，这类癌变大多数都从未有过症状。但也有前列腺癌发展很快，并向全身扩散。虽然前列腺癌患者中因该病死亡者不到3％，但前列腺癌在美国男性癌症死亡中仍然是第二位的原因；国内随着生活水平的提高，饮食中高蛋白、高脂肪成分不断增加，近年来前列腺癌的发病率也出现了显著的提高，值得引起重视。

（2）症状：一般情况下，前列腺癌发展较慢，在进一步发展之前常常没有症状。有时出现与前列腺增生相似的症状，包括尿频、排尿困难、夜尿增多等。这些症状是由于癌肿增大造成尿道局部受压所致。继之可以出现血尿、急性尿潴留等症状。

有些病例直到癌肿转移到骨（常见为骨盆、肋骨和脊柱）、肾脏，甚至引起肾衰竭之后才被诊断出来。骨转移癌往往会产生疼痛，骨的强度降低，引起病理性骨折。癌肿扩散常可引起贫血。有时可转移到大脑，引起癫痫发作、昏迷和其他的神经、精神症状。

17

（3）诊断：由于前列腺癌是一种很常见的癌症，很多医生都注意对它进行筛查，以便能及早进行诊断，达到治愈的目的。前列腺癌筛查最有效的方法是每年进行一次直肠指检和血液检查。如果有前列腺癌，医生在直肠指检时就可能扪及小的结节。血液检查是测定前列腺特异性抗原（PSA）的水平。前列腺癌患者的PSA可以升高，但前列腺增生的患者也可能升高，只是升高的程度较低。PSA检查误差的假阴性率约为1/3，假阳性率约为60％。

虽然筛查试验能增加癌症早期诊断的机会，但假阳性结果会导致很多不必要的检查、诊断和治疗，费用明显提高。美国癌症协会和美国泌尿协会都推荐每年做一次血液PSA筛查试验，而国家癌症研究所这些组织则不赞成用PSA来作为筛查的方法。

如果医生扪及前列腺结节，就应用超声扫描前列腺做进一步检查。若显示有可疑结节，通常就需要从前列腺上取几块组织标本送检。活检手术只需要局麻，一般不必住院。组织标本在显微镜下检查，也可以做免疫组化检查。这些检查可以帮助确定癌肿的恶性程度和范围。可以用X线摄片、磁共振成像（MRI）扫描和骨扫描来确诊骨转移的发生。

（4）治疗：治疗可能给患者的生活带来严重的影响。前列腺癌的手术治疗、放射治疗和药物治疗常引起阳痿和尿失禁。与年轻人相比，治疗对70岁以上老人来说，好处不多。因为老年人还很可能因其他原因死亡。许多患前列腺癌的人，特别是老年人在早期阶段，癌肿发展缓慢时，等待性观察是可取的。

当必须进行治疗时，治疗的方式取决于肿瘤发展的范围。如肿瘤仅局限在前列腺，通常采用前列腺癌根治术或放射治疗，可望治愈。对有性活动能力的患者，可采用改良前列腺癌根治切除。这种手术保留了性神经，大约75％的患者能保留性功能，尿失禁者少于5％。但是这种手术对恶性程度高的肿瘤，成功机会较小。如果癌已扩散到前列腺以外，这种手术也没有价值。

对局限于前列腺的癌可采用放射治疗。当癌已浸润到前列腺以外的组织，但还没有远处转移时，也可选择放射治疗。放射疗法可在体外用射线照射或插入放射物质的微针到前列腺内进行近距离照射。

已经转移的前列腺癌，不能治愈，但治疗可以缓解症状。由于很多前列腺癌与患者的睾酮有关，因此阻止这种激素影响的治疗就有可能减缓肿瘤的生长。这种治疗对大约80％的患者是有益的。可用药物阻断，如注射醋酸亮丙瑞林或口服氟他胺一类的药物，但会造成身体明显的变化，如性欲减退、阳痿、乳房长大等。有多达1/3的患者在治疗1年内就可能出现癌肿瘤对药物的耐受性。

摘除双侧睾丸可大大降低睾酮水平，但是由于生理和心理的因素，使患者不愿意接受这种手术。该手术可一次完成，不需要反复治疗，比药物治疗花费少，而患者也可以不住院，因此它是一种有效而简单的治疗方法。用其他治疗方法效果不好的前列腺癌骨转移，也可以用放射治疗或药物治疗来使肿瘤缩小。

1.2.7 泌尿系统结石

（1）概述：泌尿系统结石是指尿路任何部位形成的结石（图1-6），可以引起疼痛、出血、尿流梗阻或感染。根据结石形成的部位，可分为肾结石、输尿管结石、膀胱结石等。结石形成的过程被称为尿石形成。结石的形成原因有尿中能形成结石的盐类过度饱和或因尿缺乏结石形成的正常抑制物两种。大约80％的结石含钙，其余的一些物质，包括尿酸、胱氨酸和磷酸镁铵等也可引起结石。磷酸镁胺结石是由镁、铵和磷酸盐的混合物，也称为感染性结石，因其仅在感染性尿中形成。结石大小变化很大，小至肉眼不能看见，大的所谓鹿角状结石在肾盂和肾盏中形成，可充满整个肾盂和肾盏。

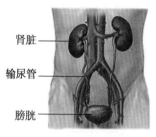
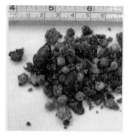

肾脏

输尿管

膀胱

输尿管构造图　　　　　　结石图

图1-6　输尿管构造与结石

（2）症状：泌尿系统结石，尤其是微小结石可无任何症状。膀胱结石可引起下腹疼痛；肾盂、输尿管或其他部位的结石都可引起背痛或严重的绞痛（肾绞痛）。肾绞痛特点为剧烈的、间歇性疼痛，通常位于腰部，常沿腹部放射至会阴部和大腿内侧。其他症状包括恶心、呕吐、腹胀、寒战、发热和血尿。特别是当结石向下进入输尿管时，患者可有尿频症状。

结石还可引起尿路感染，结石堵塞尿液流动时，细菌则停留于梗阻部位以上的尿中，从而导致感染的发生。结石长期堵塞尿路时，尿反流于肾内小管，产生的压力能引起肾盂积液，最终损害肾脏，严重的可引起该侧肾脏失去功能。

（3）诊断：无症状性结石通常是在尿常规显微镜检查时偶然发现。引起疼痛的结石通常可根据肾绞痛伴有不明原因的腰部和腹股沟区触痛或会阴部放射性疼痛来诊断。尿的显微镜分析可提示血尿或脓尿及小结石晶体。除非疼痛持续时间较长或诊断不明确，一般不需要其他检查。

有助于诊断的其他检验包括收集24小时的尿标本和血标本，分析这些标本的钙、胱氨酸、尿酸和其他可形成结石的物质。

腹部X线检查可发现钙和磷酸镁铵结石。如果需要也可以进行其他检查。在静脉尿路造影中，静脉注射不透X线的造影剂，当造影剂随血流至肾脏时，可显示出尿酸结石的轮廓，从而在静脉尿路造影的X线片上可见尿酸结石。在逆行尿路造影中，经尿道将这种不透X线的造影剂注入尿路，也有助于结石的诊断。当然，目前诊断尿石症最有效的方法是CT尿路造影（CTU）。

（4）治疗：未引起梗阻或感染的无症状的小结石通常不需治疗。大量饮水增加尿量有助于冲刷出某些小结石。一旦结石排出，则不需其他紧急处理。麻醉性镇痛剂可缓解肾绞痛，也可服用排石冲剂以协助排石。

通常情况下，直径小于1.5厘米或更小的肾盂或输尿管上段的结石可用体外冲击波碎石术进行碎石，继之结石碎片随尿排出。有时可采用经皮肾镜取石术，然后辅以超声波碎石治疗。输尿管下段的小结石可用输尿管镜插入尿道，经膀胱进入输尿管，看到结石后以弹道碎石或激光碎石。

尿酸结石有时可通过碱化尿液（如口服枸橼酸钾）而被逐渐溶解，但对于其他类型的结石，这种方法无效。非常罕见的引起梗阻的较大结石需手术去除。

（5）预防：有多种预防新发结石形成的方法，取决于现有结石的成分，应分析这些结石，测定尿中能形成结石的这些物质的浓度。

大多数患含钙结石的患者有高尿钙症，尿中有过多的钙排出。噻嗪类利尿剂，如三氯噻嗪可减少这些新发结石的形成。鼓励患者大量饮水，每日2 000~3 000毫升。进食低钙膳食及服用磷酸纤维素钠（一种树脂）可能有益，但这些方法可致血钙浓度过低。口服枸橼酸钾可提高较低的尿枸橼酸浓度，枸橼酸是一种能抑制钙石形成的物质。进食过多富含草酸盐的食物，如菠菜、可可、坚果、胡椒和茶叶或因某肠道疾病，可致尿中高浓度的草酸盐沉积，有助于结石形成，膳食的改变可能有助于基础疾病的治疗。

非常罕见的情况下，钙石由其他疾病所引起，如甲状旁腺功能亢进症、结节病、维生素D中毒、肾小管酸中毒或某些恶性肿瘤。对这些患者，应首先治疗其基础疾病。

对于尿酸结石的患者，应鼓励其少吃肉、鱼、家禽类食品，因为这类食品可增加尿酸水平。可给予患者别嘌呤醇以减少尿酸生成。因为尿酸度增加时易形成尿酸结石，故应给予枸橼酸钾碱化尿液。大量饮水也有益。另外，因磷酸镁铵结石是由于尿路感染所引起的，故应同时使用抗生素治疗。

1.2.8 原发性醛固酮增多症

（1）概述：原发性醛固酮增多症系因肾上腺皮质球状带的病变，致醛固酮分泌过多而引起高血压、肌无力及多饮多尿等症状的病症，简称为原醛。而肾上腺以外的某些疾病，如肝硬化、充血性心力衰竭、肾病综合征及肾性高血压等亦可引起肾上腺分泌过多的醛固酮产生类似上述的症状，称为继发醛固酮增多症，简称为继醛，诊断时需要加以区别。醛固酮的主要生理作用是促进肾远曲小管对钠的重吸收，并排出钾离子和氢离子。醛固酮的分泌直接受血清中钾离子的影响，钾离子浓度增高伴钠离子浓度降低时，醛固酮分泌增加，反之则降低。醛固酮的分泌还受肾素-血管紧张素的影响。血管紧张素Ⅱ在使小动脉收缩的同时，可刺激肾上腺皮质球状带分泌醛固酮。血管肾张素Ⅱ在血液肽酶作用下转变为血管紧张素Ⅲ时其刺激作用更为强烈，可使之分泌大量的醛固酮，引起继醛。

原醛的主要病因是肾上腺皮质腺瘤，约占90%，良性，橘黄色，多数直径小于2厘米，左侧多于右侧，双侧约占10%，细胞主要为球状带细胞。少数病例系由皮质增生所引起，但多为双侧性。肾上腺皮质癌所致的原醛极为罕见，常同时合并有性征异常或皮质醇增多症。

（2）症状：本病女性多于男性，男女比例约为2：1，多见于20~40岁，其主要临床症状为高血压、肌无力和多饮多尿。

1）高血压：为本病的重要症状，常以头痛为首发症状，主要系因水、钠潴留，细胞外液容量增加所致。

2）肌无力：是本病的最常见症状之一，常突然出现对称性肌无力和麻痹，致使行走困难，双膝跪倒，严重时跌倒后不能自行爬起。有的低头过久，头部不能自行抬起。这些局部或全身性肌无力症状主要因血钾过低，神经肌肉功能障碍所致。

3）多饮多尿：部分患者有明显多饮多尿症状，尤其是夜尿较多，系由于低钾引起肾小管近段病变使尿液再吸收及浓缩能力降低，表现为肾源性尿崩症。

（3）诊断：

1）实验室检查：血钾降低，24小时尿钾＞30毫摩尔/升，尿常呈碱性反应；血浆醛固酮定量升高，肾素或血管紧张素含量低。

2）心电图：提示低钾，常有期外收缩、QRS波增宽、ST段低平等表现。

3）B超检查：有重要诊断价值，常可准确显示肿瘤的部位及大小，因价廉可多次重复检查。

4）X线检查：腹膜后充气造影断层有时可显示增大的肾上腺，但由于腺瘤常很小而不能查见，目前已很少应用。CT和MRI扫描对本病有很高的诊断价值。肾上腺动脉造影也可协助诊断。

5）螺内酯（安体舒通）治疗试验：本病的高血压及低钾，经一般降压药物及补钾治疗均不能改善，但经螺内酯治疗后，症状可迅速改善，故螺内酯不仅有治疗作用，而且也是一种重要的试验诊断方法。

（4）治疗：

1）手术治疗：肾上腺皮质腺瘤宜手术摘除，可望获得治愈。目前手术一般采取后腹腔镜手术切除肾上腺腺瘤，不仅创伤小，而且视野清晰，切除更彻底。如术前诊断不能明确，可取上腹入路，探查双侧肾上腺。如有腺瘤予以摘除，如冷冻切片证实为增生，一般不主张手术，可采用药物治疗。

2）药物治疗：适宜于双侧增生的病例，可服用螺内酯40~120毫克/天，可根据病情摸索出适当剂量长期应用。术前口服螺内酯纠正高血压和低血钾，改善患者心功能及全身情况，对术中安全及术后康复有重要意义。

1.2.9 嗜铬细胞瘤

（1）概述：嗜铬细胞瘤起源于肾上腺髓质、交感神经节或其他部位的嗜铬组织，肿瘤释放大量的儿茶酚胺，引起阵发性或持续性高血压和代谢紊乱综合征。源于肾上腺髓质的嗜铬细胞瘤约占90%。可发生于任何年龄，20~40岁多见，男女无明显差别，有的有家族史。多数病例发生于肾上腺髓质，单侧，单发。约有10%为双侧，10%为多发性，10%为肾上腺髓质之外。除肾上腺髓质之外，多见于腹膜后脊柱两侧，特别是腹主动脉分叉处的巨型副神经节。其他如膀胱、子宫、心肌、颅内等任何有交感神经节的器官均有发生之可能。

（2）症状：

1）高血压：为本病最重要的临床症状，多数为阵发性发作，可因剧烈运动、体位改变、情绪波动、挤压或按摩腹部、灌肠、排尿等诱发。血压突然升高，收缩压可达40.0千帕（300毫米汞柱），舒张压可达24千帕（180毫米汞柱），同时伴有头痛、心悸、恶心、呕吐、出汗、面色苍白、焦虑、恐惧感、视力模糊、心动过速、心律失常、心前区紧迫感，甚至诱发左心衰竭和脑卒中。发作后皮肤潮红，全身发热，流涎，瞳孔小，尿量增多。一般发作历时数秒、数分、1~2小时或半天至1天。早期发作次数较少，间隔时间较长，以后逐渐加频，甚至1天10余次。还有相当部分的病例表现为持续性高血压，也可有阵发性加剧。久病患者可有心肌肥厚、心律失常、心脏扩大、心力衰竭等。

2）代谢紊乱综合征：基础代谢率升高、低热、多汗，血糖升高，糖耐量降低，可发生糖尿、四肢乏力、体重下降，久病者多表现为消瘦体型。

（3）诊断：

1）24小时尿检测VMA：可多次进行，特别是症状发作之后，留取尿标本更有意义。正常值：5.0~45.4微摩尔/24小时尿（8~11毫克/24小时尿），阳性者常达20毫克以上，特别增高者可达70~80毫克或更高，应考虑肿瘤有恶性变之可能。

2）药物抑制试验：适用于血压持续高于22.7/14.7千帕（170/110毫米汞柱）的患者，方法是快速静脉注射酚妥拉明5毫克，如15分钟以内收缩压下降 > 4.5千帕（35毫米汞柱），舒张压

下降 > 3.3千帕（25毫米汞柱），持续3~5分钟者为阳性。此药为 α 受体阻滞剂，有对抗儿茶酚胺的作用，对其他原因的高血压无明显降压作用，阳性者有诊断意义。

3）药物兴奋试验：适用于阵发性高血压的非发作期，常用药物有组胺、酪氨酸、高血糖素等。此试验患者承受一定痛苦，并非十分安全，现已很少用或不用。

4）B超：为定位诊断方法，操作简便，准确率高，应作为首选定位诊断方法。缺点是分辨率有限，对于较小的肾上腺肿瘤难以发现。

5）CT检查和MRI：对肿瘤定位可提供更准确的信息，诊断准确率高，现已成为最常用方法。

6）腹膜后充气造影：为过去常用之定位方法，由于B超及CT的广泛应用，目前已较少应用。

7）其他定位方法：如静脉插管分段采血测定儿茶酚胺、^{131}I-代苄胍（^{131}I-MIBG）试验等，亦对定位有帮助，后者对肾上腺髓质外嗜铬细胞瘤有特异性定位诊断价值。

（4）治疗：诊断明确、定位清楚的嗜铬细胞瘤，应积极手术治疗，可达治愈目的。由于本病的特殊病理改变，必须要进行妥善术前准备，否则术中、术后有较大危险。

1）对高血压的治疗：用酚苄明口服10毫克，每日3次开始，逐渐增加剂量，直至血压能控制在正常范围，然后减量维持。

2）心脏功能的改善：当患者血压得到控制之后，有的心率增快，如心率超过150次/分，则应给予普萘洛尔、美托洛尔（倍他乐克）等 β 受体阻滞剂，以降低心率。如有心肌供血不足则应予以扩血管对症治疗，以改善心肌供血和改善心功能。

3）低血容量的纠正：由于体内儿茶酚胺类物质增多，使全身血管床处于收缩状态，有效循环血量减少可达40%，故在上述两项准备之后，于术前3天开始扩充患者血容量，补充适量晶体和胶体溶液，2 500~3 000毫升/天，连续3天，术前日输全血400~600毫升，可增加患者术中、术后的安全性。

4）手术治疗：手术宜取腹部切口，便于暴露和探查，如肿瘤大，位置高，亦可加用胸腹联合切口。本手术要求有良好的麻醉，根据血压波动情况及时采用降压和升压药物。要求术者有熟练的技巧和丰富的经验。对较小的肿瘤，目前手术一般采取后腹腔镜手术切除肾上腺肿瘤，不仅创伤小，而且视野清晰，切除更彻底。如肿瘤切除后血压仍未下降或降而复升，说明体内尚有肿瘤存在，宜再行仔细探查。

术后需密切观察血压，有时尚需短时间应用升压药维持血压。如果术前准备充分，术中经过顺利，术后血压很快稳定而不必使用升压药物维持。

有癌和肿瘤转移已不能手术的病例可用酪氨酸羟化酶抑制剂α-甲基对位酪氨酸500~1 500毫克/天开始，可加至于3~4克/天，分3~4次服。也可加用苄胺唑啉控制血压，加用普萘洛尔改善心率，延长寿命。

在术前准备期间或不能手术的病例发作期的处理，可立即静脉注射苄胺唑啉1~5毫克（加入5%葡萄糖液20毫升内），密切观察血压和心电图。如仍不能控制可再予10~50毫克加入5%葡萄糖500毫升内缓慢静滴，一般均能控制其发作。治疗时应密切观察血压，必要时给予吸氧、调整心率、抗心力衰竭等对症处理。

2

老年人泌尿外科疾病知识100问

2.1　什么是肾囊肿？肾囊肿有哪些种类

肾囊肿是肾脏表面或者内部出现的与外界不相通的囊性病变。按病因分类，肾囊肿有先天性和后天性两种。先天性又称遗传性肾囊肿，常见的有多囊肾、髓质海绵肾和多囊性肾发育不良等。后天性的有单纯性肾囊肿、肾盂旁囊肿和获得性囊性肾病，后者多见于尿毒症和长期透析患者。临床上以单纯性肾囊肿最为常见。

2.2　肾囊肿是什么原因造成的

造成先天性肾囊肿的原因有以下几项。

（1）先天的发育不良：先天发育不良可产生多种疾病，常见的有髓质海绵肾、发育不良性多囊肾病等。先天发育不良肾囊肿患者的基因一般没有异常，因此它与基因遗传或基因突变是有区别的。

（2）遗传性因素：常见的有多囊肾，大多是通过父母基因遗传的，分为常染色体显性遗传和常染色体隐性遗传；但也有的多囊肾患者既非父母遗传，也不属于先天发育不良性多囊肾病，而是胚胎形成时的基因突变。这种情况较为少见。所以，有些多囊肾患者可以没有父母遗传史。

（3）各种感染：感染可使机体内环境发生异常变化，从而产生有利于囊肿基因发生变化的环境条件，使囊肿的内部因素活性增强，这样便可促进囊肿的生成、长大。后天性肾囊肿的形成原因则相对简单，主要是由于各种原因造成肾小管梗阻、局部缺血和先天性的发育障碍。由于肾小管阻塞，局部膨大形成单纯性肾囊肿。

2.3　肾囊肿对人体有什么危害

体积较小的肾囊肿，人体一般感觉不到。较大的囊肿（直径超过5厘米）会压迫正常的肾脏组织，导致肾功能的损伤。还有一部分位于肾盂旁的囊肿，会引起患者肾脏积液，引起腰痛、腰胀等不适感觉。当肾囊肿发生感染、出血，或者在外力作用下破裂时，都会引起患者腰背部疼痛，危及健康。所以需要重视肾囊肿，尤其是体积较大的囊肿，需要定期到医院复查。

2.4　肾多发性囊肿和多囊肾如何鉴别？它们的危害性有什么不同

肾多发性囊肿是单侧或者两侧肾脏出现一个或者数个大小不等的与外界不通的囊性水泡。单侧较多见，肾功能一般正常。B超检查时，多发性肾囊肿的肾实质回声正常，其回声低于肝或脾的内部回声。患者没有家族病史。多囊肾是一种先天性遗传病，为肾实质中无数的大小不等的囊肿。大者可很大，小者仅肉眼能见。囊肿使得肾体积增大，表面呈高低不平的囊性突起，囊内为淡黄色浆液，有时因出血而呈深褐色或红褐色。成人型多囊肾的B超图像显示：肾体积明显增大，典型者形态失常，表面极不规则，常呈分叶状。肾内出现无数个大小不等囊肿，囊腔整齐，囊肿以外肾实质回声较正常增强。肾窦区回声常被多数囊肿样回声压迫变形。肾脏多发性囊肿最主要的危害性在于对正常肾组织的压迫，引起肾脏功能损害。一般在囊肿体积较大时（囊肿直径超过5厘米）出现。多囊肾则会引起肾脏功能重度损害，同时伴有高血压。随着病情的发展，最终导致慢性肾衰竭。两者是有区别的，多囊肾对人体的危害程度远远大于单纯性肾囊肿。

2.5 肾囊肿能通过吃药消退吗

目前的医学水平还没有治疗肾囊肿的特效药物。对于小的肾囊肿，无症状时不需要做任何治疗，但要定期复查，观察囊肿是否继续增大。由于感染是促进囊肿体积增大、性质发生改变的原因，所以如有感染发生，可以适当采取抗感染治疗。还可以考虑适当使用中药调理治疗。服药期间要定期复查B超，观察囊肿的大小变化，必要时手术治疗。

2.6 肾囊肿有什么症状

单纯的肾囊肿一般没有什么症状。但是囊肿较大时会引起以下不适症状。

（1）腰、腹部不适或疼痛：疼痛的特点为隐痛、钝痛，固定于一侧或两侧，向下部及腰背部放射。如果囊肿合并感染和出血，患者会感到剧烈的疼痛，同时出现体温升高。

（2）血尿：可表现为镜下血尿或肉眼血尿。

（3）腹部肿块：有时为患者就诊的主要原因，60%~80%可触及肿大的肾脏。肾脏越大，肾功能越差。

（4）蛋白尿：一般量不多，24小时尿内不会超过2克，故不会发生肾病综合征。

（5）高血压：囊肿压迫肾脏，造成肾缺血，使肾素分泌增多，引起高血压。

（6）肾积液。如果是肾盂旁囊肿会引起肾脏积液，造成患者的腰部胀痛。

2.7 有什么方法可以延缓肾囊肿的发展

对于延缓囊肿的发展，除了手术或者囊肿的穿刺引流，西医没有太好的方法。可以尝试应用中药调理，如"肾囊消肿方"或者针灸治疗。离子化中药能缓解肾脏固有细胞的缺血缺氧状态，抑制囊肿细胞继续分泌囊内液，增加囊肿表面的血液循环，降解和回吸收已分泌的囊内液，可用于治疗较小的肾囊肿。

2.8 一般用什么方法可以发现肾囊肿？应如何随访

诊断肾囊肿可以做以下检查。

（1）尿液检查：尿常规一般正常，若囊肿压迫肾实质或并发囊内感染，尿中可出现少量红细胞和白细胞。

（2）B超：能了解囊肿的个数、大小、囊壁的情况，并可与肾实质性肿块相鉴别，为肾囊肿首选检查方法。典型的 B超表现为病变区无回声，囊壁光滑，边界清楚。当囊壁显示不规则回声或有局限性回声增强时，应警惕恶性变。继发感染时囊壁增厚，病变区有细回声，囊内有出血时回声增强。当显像提示有多个囊肿时，应与多房性囊肿、多囊肾相区别。

（3）静脉尿路造影（IVU）：能显示囊肿压迫肾实质的程度，并可与肾积液相鉴别。

（4）肾脏CT检查：对 B超检查不能确定者有价值，囊肿伴出血、感染、恶变时，呈现不均质性，CT值增加。当 CT显示为囊肿特征时，可不必再作囊肿穿刺。鉴别囊肿和肾积液可以做CT

尿路造影（CTU）检查。

（5）磁共振成像（MRI）：如需要进一步检查囊肿的性质，还可以行双肾MRI增强检查。

2.9　肾囊肿有哪些治疗方法

对于直径小于4厘米的肾囊肿可以采取保守观察，定期复查B超。对于囊肿直径大于5厘米的患者，可以采取以下方法治疗：①B超或者CT定位下行囊肿穿刺引流硬化术，适用于年龄较大或合并其他基础疾病，不适合手术的患者。②腹腔镜下肾囊肿去顶减压术。随着腹腔镜技术的推广，现在临床上用得最多的是腹腔镜下肾囊肿去顶减压术，手术创伤小，术后囊肿的复发率低。该项术式逐渐成为肾囊肿治疗的"金标准"。③开放的囊肿去顶减压术，多用于解除囊肿引起的压迫梗阻症状或切除可疑癌变病灶。

2.10　为什么说腹腔镜囊肿去顶减压术是最佳治疗方案

治疗肾囊肿的3种常用方法中，开放手术对囊肿的治疗较为彻底，但手术需要在患者腰部做切口，术后恢复时间较长。而肾囊肿穿刺引流只是将囊内液体吸出，局部注入无水乙醇，术后囊肿复发的可能性较大。腹腔镜肾囊肿去顶减压是将肾囊肿的"盖子"——囊壁整个去除，让囊肿无法再继续增大，手术后的复发率低。相对于开放手术，腹腔镜肾囊肿去顶减压术手术创伤小，最大的切口只有1.5厘米长。手术效果则完全等同于开放手术。术后患者恢复快、住院时间明显缩短。因此，近年来腹腔镜下的肾囊肿去顶减压术已经成为肾囊肿手术治疗的"金标准"。

2.11 什么情况下肾囊肿需要手术治疗

肾囊肿患者出现以下情况时需要手术治疗：①肾囊肿直径>5厘米，对肾实质造成压迫；②肾脏囊肿并发肾性高血压；③因为肾囊肿出现明显不适症状，如腰痛、腰部酸胀等；④肾囊肿内部有变化，囊壁不光滑，出现组织影，为了排除恶性病变，需要手术鉴别；⑤肾盂旁囊肿，因局部压迫导致明显的肾脏积液。

2.12 肾囊肿会恶变吗？什么情况下要考虑肾囊肿恶变

单纯肾囊肿恶变的概率极小。但是如果是复杂性囊肿，囊壁不光滑，囊腔内出现了软组织影，需要考虑囊肿是否有恶性改变。对于复杂性囊肿，根据CT或MRI影像学检查可以分为以下几级（Bosnia分级）：

（1）Ⅰ级：单纯良性囊肿，没有分隔、钙化。囊内为单纯囊液，CT值为水样密度，没有强化。

（2）Ⅱ级：良性囊肿，有少量分隔，囊壁有小钙化。CT无强化。

（3）Ⅲ级：不能定性的囊性肿物，囊壁或分隔较厚，CT有强化。

（4）Ⅳ级：恶性囊性肿物，有强化的软组织。当患者肾囊肿的影像学符合Bosnia分级Ⅲ级以上时，应该考虑肾囊肿恶变了。

2.13 肾癌在中国的发病率高吗？哪些人容易患肾癌

肾癌占成人恶性肿瘤的2%~3%，我国各地区的发病率不同。根据全国肿瘤防治研究办公室和原卫生部统计中心数据，1998~2002年我国肾及泌尿系统其他恶性肿瘤（肾盂、输尿管、尿道）的发病率约为6.63/10万。近几年来，肾癌的发病率呈现逐年上升趋势。肾癌患者中，男女比例约为2∶1，城市高于农村地区，两者最高相差43倍。发病年龄可见于各年龄段，高发年龄为50~70岁。

2.14 肾癌是什么原因造成的

目前肾癌的病因还不是十分清楚。研究表明，肾癌是多因素致病的。其发病与遗传、吸烟、肥胖、高血压及抗高血压治疗等有关。遗传性或家族性肾癌只占到肾癌总数的2%~4%。非遗传因素引起的肾癌更为常见，一般称之为散发性肾癌。

2.15 肾癌有什么症状？肾癌一定有血尿吗

肾癌典型的临床表现是血尿、腰部肿块和疼痛，但这3个症状一般只有到晚期病变时才会同时出现。因此，对40岁以上的患者，出现以上任何一个症状都应引起高度重视，尤其是无痛性全程肉眼血尿往往是肾癌的首发症状，更应首先考虑和排除肾肿瘤的可能。但不是所有的肾癌患者都会出现血尿，目前临床中无症状肾癌的比例逐年升高，约占总数的70%。有10%~40%的患者会出现肾外表现，也称为副瘤综合征。

2.16 肾癌一般通过什么方法来诊断

除体格检查双手合诊注意肾区有无包块外，B超检查是最常用的诊断措施。优点是无创伤性，可重复检查，但直径1厘米以下的肿瘤容易漏诊。CT扫描不仅能正确分辨病变性质是囊性还是实性外，还可以通过测定病变组织的密度进行诊断，已列为目前肾肿瘤术前的常规检查，但缺点是有X线辐射。MRI是继CT扫描后的又一新的诊断技术。据统计，应用MRI进行肾癌临床分期正确率能达到90%。除此以外，静脉肾盂造影、肾动脉造影对肾癌的诊断也有一定的价值。尿液常规和肿瘤细胞学检查敏感性较差。近年发展起来的肿瘤标记物检查，是一项新的检查方法，但迄今尚缺乏特异性的肾癌标记物。

2.17 肾癌有哪些肾外表现

肾癌的肾外表现称为"副瘤综合征"，主要表现为高血压、贫血、体重减轻、发热、红细胞增多、肝功能异常、高钙血症、高血糖、神经肌肉病变、淀粉样变性、溢乳症、凝血机制异常等。另外，一部分转移性肾癌的患者，可表现为肿瘤转移灶所致的骨痛、骨折、咳嗽、咯血等症状。

2.18 发现肾癌应该怎么治疗

肾癌的治疗方案应该严格按照影像学检查确定的临床分期

制订。对于局限性和局部进展性肾癌的患者，应该以手术治疗为主，术后辅助给予免疫治疗，如干扰素和白细胞介素2，或局部放射治疗。对于转移性肾癌的患者而言，应该采用以内科治疗为主的综合治疗，外科手术则是辅助手段。内科治疗包括细胞因子治疗，如使用干扰素和白细胞介素2等。近年来随机、对照临床研究证实分子靶向药物对转移性肾癌的治疗效果，常用的药物有索坦和多吉美。化学治疗和放射治疗对肾癌的治疗效果欠佳，只作为以上治疗手段的补充。

2.19　晚期肾癌是否就无法治疗了呢

晚期肾癌临床上一般指"转移性肾癌"。对于这类患者，可以使用以内科治疗为主的综合治疗。近几年国内外研究推荐使用分子靶向药物治疗转移性肾癌。经过多项随机、对照临床研究观察发现，靶向药物可以明显延长转移性肾癌患者的肿瘤无进展生存时间，控制局部肿瘤生长，起到治疗或控制肿瘤进展的效果。目前国内正式批准上市的分子靶向药物有索坦和多吉美。除此以外，还可以使用细胞因子治疗，如干扰素和白细胞介素2等。对于骨转移、局部肿瘤复发、区域和远处淋巴结转移的患者，姑息放射治疗可以达到缓解疼痛、改善生存质量的目的。

2.20　治疗肾癌一般采用什么手术方法？什么情况下可以做肾脏部分切除

肾癌的手术治疗包括根治性肾切除手术和保留肾单位手术，后者就是平常所说的肾脏部分切除术。当肾癌发生于解剖性或功能性的孤立肾，根治性肾切除术将会导致肾功能不全或尿毒症时，如先天性孤立肾、对侧肾功能不全或无功能者及双侧肾癌等，首先选择肾部分切除手术；当肾癌对侧肾存在某些良性疾病，如肾结石、慢性肾盂肾炎或其他可能导致肾功能恶化的疾病（如高血压、糖尿病、肾动脉狭窄等）时，或者对侧肾功能正常，临床分期为T1a期（肿瘤≤4厘米），肿瘤位于肾脏周边，单发的无症状肾癌，也可以考虑实施肾部分切除。手术方式可以选择开放性手术，也可以选择腹腔镜或机器人辅助腹腔镜手术。近年来后者逐渐成为肾癌手术的主流趋势。除此以外，肾癌的非开放式手术治疗还包括射频消融、冷冻消融和高能超声聚焦等。

2.21 放射治疗和化学治疗对肾癌有治疗价值吗

放射治疗和化学治疗对肾癌的治疗价值有限。化学治疗目前仅限于转移性非透明细胞癌患者的治疗；姑息性的放射治疗对于骨转移、局部肿瘤复发、区域和远处淋巴结转移的患者，可以达到缓解疼痛、改善生存质量的目的和效果。

2.22 肾癌有哪些非手术治疗方法

肾癌的非手术治疗方法包括：①微创治疗，常用的有射频消融、冷冻消融和高能超声聚焦，这些方法适用于那些不适合手术的小肾癌患者的治疗；②肾动脉栓塞，对不能耐受手术的患者可以作为一种缓解症状的姑息治疗方案；③内科药物治疗，常用的有分子靶向治疗和细胞因子治疗等。

2.23 靶向治疗对肾癌根治术后患者有预防作用吗

靶向治疗目前只批准用于转移性肾癌的患者。对于做过肾癌根治性手术的患者，尚无明确证据表明可以预防术后肿瘤复发，相关的临床试验正在进行中。

2.24 靶向治疗对不能手术的晚期患者有治疗效果吗？这种治疗有什么不良反应

大量研究表明，应用靶向药物对于不能手术切除的肾癌患者，可有效地缩小瘤体和转移灶，延长患者的生存率。索坦和多吉美是目前疗效最好的两种治疗肾癌的靶向药物。全剂量使用这类药物的患者，往往会出现手足硬茧症、高血压、白细胞和血小板减少、肝功能异常、疲劳、乏力、厌食、恶心、呕吐、腹泻、腹痛、便秘、味觉改变等不良反应。患者一旦出现上述症状，应该及时和诊治医生联系，减少或停用药物。

2.25 肾盂癌是什么类型的肿瘤？在哪些人群高发？与吸烟有关系吗

肾盂癌是发生于肾盂或肾盏上皮的肿瘤，约占所有肾肿瘤的10%左右。本病多数为移行细胞癌，少数为鳞癌和腺癌，后两者约占肾盂癌的15%，它们的恶性程度远较移行细胞癌为高。临床所见移行细胞癌可在任何被覆有移行上皮的尿路部位先后或同时出现。患者发病年龄多在40岁以上，男性多于女性，男女比例约为3:1。左右两侧肾脏发病无明显差异，两侧同时发生者占2%~4%。长期吸烟的人群肾盂癌的发病率明显增高。

2.26 肾盂癌有哪些症状？一般都有血尿吗

肾盂癌作为泌尿系统常见的恶性肿瘤，在肾盂、输尿管和膀胱、尿道多发，肿瘤术后复发的概率较高。70%~90%的患者最重要的临床早期症状表现为无痛性肉眼血尿，少数患者因肿瘤阻塞肾盂、输尿管交界处，引起腰部不适、隐痛及胀痛。偶尔可因凝血块或肿瘤脱落物阻塞上尿路引起肾绞痛。因肿瘤长大或梗阻引起肾积液，出现腰部包块者较为少见。还有少部分患者有尿路刺激症状，表现为尿频、尿急和尿痛。部分中晚期患者会出现全身症状，如消瘦、高血压、食欲减退、贫血、低热等。

2.27 如何发现和诊断肾盂癌

对任何肉眼血尿的患者均应考虑到肾盂癌的可能性。常用的检查方法包括以下几种：

（1）实验室检查：尿常规检查常可发现红细胞。尿液脱落细胞学检查需多次进行，阳性率为35%~55%。尿液细胞进行液基薄层或DNA倍体分析也是近几年新出现的诊断方法。

（2）B超：B超是简单、无创的检查手段。超声检查的直接征象和特点是：肾盂内探及实性肿块回声，肿块边缘极不规则，肿块回声低于肾实质。间接征象是：瘤体较小时肾盂集合系统呈局限性扩张，回声不规则。当瘤体较大时集合系统回声中断，扩张明显，肾盂、肾盏出现积液，以肾盂轻度积液和部分肾盏积液扩张为特点。上尿路肿瘤常致不同程度的尿路梗阻，超声对诊断尿路积液极为敏感，对病灶定位准确。高分辨率的彩色超声检查可观察到肿瘤内有血流分布。这在肿瘤与血块鉴别诊断中有一定意义。

（3）静脉肾盂造影：是诊断上尿路疾病的重要措施。在本病中，乳头状肿瘤主要表现为偏心性充盈缺损或杯口状梗阻。但是，如果肿瘤导致完全性梗阻或肾功能严重损害时，患肾往往不显影，会严重影响本病的定位及定性诊断。此时，对静脉肾盂造影检查示一侧上尿路不显影者应常规行上尿路逆行造影。逆行肾盂造影可以达到定位诊断和通过细胞学检查的定性诊断。

（4）CT和MRI扫描：CT和MRI在本病的诊断及术前分期中具有其他影像学检查无法媲美的优点。CT和MRI检查具有较高的密度分辨力，在平扫加增强扫描后，能清楚显示病变密度，浸润范围及与周围脏器的关系，对肾盂癌诊断准确率为94.3%。肾盂癌的血供较肾癌少，注射造影剂后，仅轻、中度增强，CT值提高幅度较小。当肾盂肿瘤侵及肾实质时，增强扫描肿瘤密度明显低于肾实质。CT和MRI扫描不仅可直接清楚显示肿瘤本身，还可鉴别肾盂癌和侵犯肾盂的肾细胞癌，以及清晰观察肾周浸润及区域淋巴结转移。帮助手术医生决定手术切口、范围及术前分期。

（5）膀胱镜检查：所有肾盂癌患者术前均应行膀胱镜检查，以排除膀胱肿瘤的可能。尿脱落细胞学检查对肾盂癌的定性诊断有重要意义。随着腔道泌尿外科技术的进展，输尿管镜在肾盂癌的诊断中占有重要的地位，凡是怀疑肾盂肿瘤，且IVU、CT及彩超等不能确诊者可以行输尿管镜检查。

2.28 肾盂癌和肾癌有什么区别？应如何鉴别

肾癌和肾盂癌的鉴别如下：①肾盂癌起源于尿路上皮，主要在肾盂内生长。肾癌多起源于肾小管上皮细胞，主要在肾实质内生长。②肾盂癌在早期就有血尿，肾癌在晚期肿瘤侵犯肾盂时候才会出现血尿。③增强CT上肾癌显示为多血管病灶，它的强化表现要超过肾盂癌。肾盂癌患者在CT上较易出现肾门周围淋巴结的改变。④肾盂癌的尿脱落细胞学检查可能为阳性，而肾癌的尿脱落细胞学检查大多数为阴性。

2.29 如何手术治疗肾盂癌

肾盂癌具有多中心和易种植的特点，迄今为止，开放性根治上尿路全切术仍然是治疗肾盂癌的经典方法。肾盂癌行肾及上段输尿管部分切除术后，残端输尿管发生肿瘤的机会与输尿管残留的长度成正相关。手术治疗时如果保留一段输尿管或其膀胱的开口，肿瘤在残留输尿管或其开口的复发率可达30%~75%。因此，输尿管残端及膀胱袖套状切除十分必要。传统的肾盂癌根治术是经腰部和下腹部双切口行。肾脏需先结扎肾动、静脉，整块切除Gerota筋膜、肾周脂肪、肾、肾蒂及淋巴结。对于输尿管需行膀胱袖套状切除术，有腰腹部两处切口，手术创伤大；同时由于输尿管盆段较深，特别是肥胖、骨盆狭小、有过盆腔手术史的患者，操作较为困难，有可能造成输尿管切除不完全或损伤对侧输尿管开口，术后并发症多，对于全身情况差的患者难以耐受。2000年后，我国开始开展经尿道输尿管口环行切开，腰部一处切口行肾输尿管全长切除治疗肾盂及输尿管移行细胞癌。目前随着电切技术的普及，已有越来越多的泌尿外科工作者采用电切处理输尿管远端，单切口行根治性肾盂癌切除术，都取得满意疗效。切除范围符合肾盂输尿管上皮肿瘤的手术要求，而且操作简单，免去下腹部切口，可同时处理膀胱病变，减少了手术创伤，缩短了手术时间，值得推广普及。近几年，随着腹腔镜技术的推广，越来越多的医生采用全腹腔镜肾盂癌根治术。手术范围包括整个上尿路和部分膀胱袖套状切除。

2.30 对于不能手术治疗的晚期肾盂癌患者该如何治疗

肿瘤累及范围广、邻近器官已受累而不能切除时，可行姑息性肾动脉栓塞，辅以放射治疗和化学治疗。

（1）晚期肾盂癌的患者如果出现尿路梗阻、感染或严重血尿，可以行姑息性的肾切除术或者肾动脉栓塞术，以缓解症状。

（2）部分晚期肿瘤患者还可以行放疗或者全身化疗，选用丝裂霉素、氟尿嘧啶等，可能对病情有一定的帮助。

（3）部分患者可选用具有减轻放射、化学治疗不良反应，可增强免疫力、抗肿瘤的中西药物，如放射治疗后补硒等。

2.31 为什么肾盂癌根治术后还需要膀胱灌注化学治疗药物

（1）大多数肾盂癌都是尿路移行细胞癌，虽然已经进行了肾盂癌根治术，但是肿瘤细胞仍旧有膀胱种植的可能，使得膀胱肿瘤的发生风险大大增加。

（2）临床所见移行细胞癌包括肾盂癌在内，可在任何被覆有移行上皮的尿路部位先后或同时出现。因此，在肾盂癌的诊断及处理上应视为一个整体，不能孤立地对待某一局部的移行细胞癌。

（3）和膀胱肿瘤一样，肾盂癌术后行膀胱灌注化学治疗可以杀灭脱落的肿瘤细胞和潜在的肿瘤病灶，达到预防膀胱肿瘤的目的。

2.32 为什么肾盂癌手术后还需要进行膀胱镜随访

临床所见移行细胞癌，尤其肾盂癌，整个尿路、包括膀胱在内都有可能因肿瘤细胞脱落种植发病。虽然手术已经切除了患侧肾脏、全长输尿管和包括输尿管开口的部分膀胱壁，但是膀胱也是肾盂肿瘤潜在的种植点，有部分患者在肾盂癌根治术后会发生膀胱肿瘤，所以必须密切进行膀胱镜的随访。肾盂癌患者应该定期随访，行膀胱镜检查，每3个月1次，连续2年以上，该方法有利于早期发现肾盂癌术后出现的膀胱癌。

2.33 对于肾盂癌什么情况下该采取放射治疗和化学治疗

肾盂上皮和膀胱上皮来源相同，文献报道上尿路肿瘤术后再发膀胱癌的概率为13%~47%，且多发生在术后3个月内。为避免肿瘤膀胱种植转移，术后定期行膀胱内灌注化学治疗是必要的。对于Ⅲ~Ⅳ期患者，可行全身化学治疗联合局部放射治疗处理。

2.34 肾盂癌的预后好吗

手术方式、肿瘤分期和分级、淋巴转移和血管浸润等因素均能影响肾盂癌的预后。在影响肾盂癌预后的诸多因素中，肿瘤细胞的分化程度和浸润深度是主要的预测因素。肿瘤大小与肿瘤的恶性度和发生时间长短有关。我国目前肾盂癌根治性手术5年存活率约为84%，非根治性手术约为51%。根治术是否应该行区域淋巴结清扫，目前尚未统一。G1级肾盂癌患者5年存活率约为75%，G2级为55%，G3级为27%；鳞状上皮癌和腺癌预后不良。因此，重视肾盂癌的早期发现，早期诊断，及时行根治性肾、输尿管全长切除术，术后定期随访是提高肾盂癌患者生存率的重要因素。

2.35 肾盂癌手术后如何防止肿瘤复发

采取以下措施可能有利于术后防止肾盂癌复发：

（1）手术后定期进行膀胱镜检查、膀胱灌注化疗是预防肾盂癌复发的重要方法。膀胱镜检查，每3个月1次，连续2年以上，有利于早期发现肾盂癌术后再发膀胱癌的可能。

（2）肾盂癌根治术后可以采用放射治疗、免疫治疗和中药治疗等辅助手段以降低肿瘤的复发风险。

（3）注意患者饮食习惯的调整，禁烟酒、禁食熏制或发霉食物，少食用含有亚硝胺的食物，如胡萝卜、南瓜等。

（4）适当的运动调理，保持身体健康状态。

2.36 为什么说膀胱癌是泌尿系肿瘤中发病率最高的肿瘤

膀胱癌是泌尿系统最常见的恶性肿瘤，可能与以下因素有关：①肾脏产生的尿液经输尿管排至膀胱，在膀胱停留时间最长；②并发下尿路梗阻，易并发膀胱慢性感染、结石刺激等，导致膀胱在泌尿系统中肿瘤高发。

2.37 什么原因可以引起膀胱癌？哪些化学物质可引起膀胱癌

　　膀胱癌的发生是复杂、多因素、多步骤的病理变化过程，目前对其发病原因还不完全清楚，较为明确的两大致病危险因素是吸烟和长期接触工业化学产品。职业暴露是最早获知的膀胱癌致病危险因素，约20%的膀胱癌是由职业因素引起的，包括从事纺织、染料制造、橡胶化学、药物制剂和杀虫剂生产，以及油漆、皮革、铝、铁和钢生产。柴油机废气累积也可增加膀胱癌的发生危险。其他可能的致病因素还包括慢性感染［细菌、血吸虫及HPV（人乳头瘤病毒）感染等］、应用化疗药物环磷酰胺（潜伏期6~13年）、滥用含有非那西汀的止痛药（10年以上）、近期及远期的盆腔放疗史、长期饮用砷含量高的水和氯消毒水、咖啡、人造甜味剂及染发等。

2.38 吸烟和酗酒会引起膀胱癌吗

　　吸烟是目前最为肯定的膀胱癌致病危险因素，30%~50%的膀胱癌由吸烟引起，吸烟可使膀胱癌危险率增加2~4倍，其危险率与吸烟强度和时间成正比。

　　关于乙醇摄入和膀胱癌的发生之间的关系医学界一直未有过确切的结论。目前认为适量饮酒与膀胱癌的发生无显著相关性，但长期酗酒可能通过影响全身免疫状态，增加肿瘤发病率。

2.39 膀胱癌有哪些临床表现

间隙性肉眼血尿是膀胱癌最早出现和最常见的症状，可自行减轻或停止。血尿出现时间及出血量多少与肿瘤数目、肿瘤大小及恶性程度并不一致。

膀胱癌患者也有以尿频、尿急、尿痛等膀胱刺激症状为首发表现，为膀胱癌另一类常见症状，常因肿瘤坏死、溃疡或并发感染引起。少数靠近膀胱出口处的肿瘤还可引起梗阻，造成排尿困难，甚至尿潴留。少数广泛性原位癌或浸润性膀胱癌早期即有膀胱刺激症状，大多预后不良。

浸润性膀胱癌晚期，在下腹部耻骨上区可触及肿块，质硬，排尿后不消退。其他症状还包括输尿管梗阻引起的腰胁部疼痛、下肢水肿。有的患者就诊时即表现为体重减轻、肾功能不全、腹痛或骨痛，均为晚期症状。

2.40 为什么无痛性肉眼血尿是重要的临床表现？血尿中血块的形状说明什么

肉眼血尿为肉眼能见到血色的尿，一般在1 000毫升尿液中含1毫升血液即呈肉眼血尿。肉眼血尿是泌尿系统疾病重要的症状之一，往往是疾病的一个危险信号。一般来说，出现无痛性肉眼血尿，除非合并有其他良性疾病的证据，否则提示泌尿系肿瘤。需注意的是，服用有些药物，如大黄、利福平、酚红、四环素等，或大量食用胡萝卜、番茄等食物，也能使尿液呈红色。因此，尿液呈红色并不都是血尿，需要到医院进一步检查以明确诊断。

严重的血尿可出现不同形状的血块，如蚯蚓状血块常来自肾、输尿管的出血，来自膀胱的血尿可有大小不等的血块。

2.41 为什么诊断膀胱癌一定要做膀胱镜

膀胱镜检查操作简便、诊断准确、创伤相对较小，是诊断膀胱癌的最可靠检查方法。所有怀疑膀胱癌的患者都应行膀胱镜检查。膀胱镜检查可以直接观察到肿瘤所在部位、性质、大小、数目、形态等，初步估计肿瘤分期及治疗方案，根据检查中观察情况对肿瘤或可疑部位作活检送病理检查。目前有很多医疗机构已开展软性膀胱镜检查，与硬性膀胱镜相比，该方法具有损伤小、视野无盲区、相对舒适等优点。

2.42 膀胱镜下取肿瘤组织活检有什么作用

膀胱镜下取肿瘤组织活检可以明确肿瘤的病理诊断，为进一步治疗及判断预后提供依据。

2.43 治疗膀胱癌有哪些手术方式

膀胱癌以手术治疗为主，应根据肿瘤的临床分期、病理分级并结合患者全身状况，选择合适的手术方式。

（1）对表浅性膀胱癌手术方式包括：经尿道膀胱肿瘤切除术、经尿道激光切除术、光动力学手术。

（2）对浸润性膀胱癌手术方式一般应选择行根治性膀胱切除术，根据具体情况，如年龄、伴发病、预期寿命、盆腔手术及放疗史等，并结合患者的要求，可选择适当的尿流改道方式。对于身体条件不能耐受根治性膀胱切除术，或不愿接受根治性膀胱切除术的浸润性膀胱癌患者，可以考虑行保留膀胱的综合治疗。保留膀胱的手术方式有两种：经尿道膀胱肿瘤切除术和膀胱部分切除术。所有保留膀胱的患者，术后应辅以放疗、化疗，并密切随访。

2.44　全膀胱切除术后如何行尿流改道术

目前，全膀胱切除术后的尿流改道术尚无标准治疗方案，有多种方法可选，包括不可控尿流改道、可控尿流改道、新膀胱重建等。手术方式的选择需要根据患者的具体情况，如年龄、伴发病、预期寿命、盆腔手术及放疗史等，并结合患者的要求等认真选择。医生术前需与患者充分沟通，告知患者尿流改道的各种手术方式及其优缺点，取得一致意见后再决定尿流改道方式。保护肾功能、提高患者生活质量是治疗的最终目标。

（1）不可控尿流改道包括：输尿管皮肤造口术、回肠膀胱术、乙状结肠膀胱术等。

（2）可控尿流改道包括：可控储尿囊、利用肛门控制尿液术式等。

（3）膀胱重建或原位新膀胱：近年来，原位新膀胱术逐渐已被一些大型医疗中心作为根治性膀胱全切术后尿流改道的主要手术方式。此术式主要优点是不需要腹壁造口，提高了生活质量和改变了自身形象。但目前对其长期疗效及生活质量评价还存在争议。

2.45　什么情况下一定要做全膀胱切除术

根治性膀胱切除术的基本手术指征为T2-T4a、N0-X、M0浸润性膀胱癌。其他指征还包括高危非肌层浸润性膀胱癌T1G3肿瘤、BCG治疗无效的原位癌、反复复发的非肌层浸润性膀胱癌、单靠腔内手术无法控制的广泛乳头状病变等。

2.46　膀胱肿瘤电切后为什么一定要做化疗药物膀胱灌注

浅表性膀胱肿瘤行经尿道膀胱肿瘤电切术后有10%~67%的患者会在12个月内复发，术后5年内有24%~84%的患者复发，可能与新发肿瘤、肿瘤细胞种植或原发肿瘤切除不完全有关。术后膀胱灌注治疗可以大大降低由于肿瘤细胞播散而引起的复发。尽管在理论上经尿道膀胱肿瘤电切术可以完全切除非肌层浸润的膀胱癌，但在临床治疗中仍有很高的复发概率，而且有些病例会发展为肌层浸润性膀胱癌。单纯经尿道膀胱肿瘤电切术不能解决术后高复发和进展问题，因此建议所有的浅表性膀胱癌患者术后均进行化疗药物膀胱灌注治疗。

2.47　膀胱癌患者什么情况下需要做放疗和化疗

肌层浸润性膀胱癌在确诊时已出现转移患者、肌层浸润性膀胱癌行根治性膀胱切除术后病理检查提示淋巴结转移、膀胱部分切除患者术后病理提示淋巴结转移的患者需在术前或术后需接受药物全身化疗。

肌层浸润性膀胱癌患者在某些情况下，为了保留膀胱不愿意接受根治性膀胱切除术，或患者全身条件不能耐受根治性膀胱切除手术，或根治性手术已不能彻底切除肿瘤及肿瘤已不能切除时，可选用膀胱放射治疗或化学治疗＋放射治疗。

2.48　为什么老年人会患前列腺增生症

在50岁以上的男性中前列腺增生很常见，但原因不明，可能与年老引起的激素变化有关，前列腺增生与体内雄激素及雌激素的平衡失调关系密切。在肝脏及前列腺组织内，雄激素可转变为雌激素。雌激素一方面通过抑制垂体黄体生成激素的释放而降低雄激素的产生量，另一方面雌二醇可增加组织对双氢睾酮的吸收与转化，雌激素还能增加雄激素与受体的结合，从而导致前列腺增生症的发生。

2.49　雄激素和前列腺增生症有什么关系

睾酮是男性主要雄激素，在5α-还原酶的作用下，变为双氢睾酮。5α-双氢睾酮是雄激素刺激前列腺增生的活性激素。它在前列腺细胞内与受体结合成复合物，并被转送到细胞核中，与染色质相互作用而产生对细胞的分化和生长作用，从而造成了前列腺增生症的发生。

2.50　前列腺增生症的临床表现有哪些

前列腺增生症的症状是随着病理改变而逐渐出现。早期因膀胱代偿而症状不明显，因而患者常不能准确地回忆起病程的长短，随着病情加重而出现各种症状。早期最常见的症状是尿频，且逐渐加重，尤其是夜尿次数增多。引起尿频的原因早期是由于膀胱颈部充血导致膀胱逼尿肌反射亢进，后期是由于增生前列腺引起尿道梗阻，使膀胱内残余尿增多而膀胱的有效容量减少所致；另一个最常见的症状是进行性排尿困难，主要表现为起尿缓慢、排尿费力、射尿无力、尿线细小、尿流滴沥、分段排尿及排尿不尽等；还可以出现尿失禁，晚期前列腺增生症常致膀胱代偿功能衰竭而扩大，膀胱残余尿量不断增加。当膀胱内积存大量残余尿时，由于膀胱过度膨胀，膀胱内压力增高至超过尿道阻力后尿液可随时自行溢出，称充盈性尿失禁。夜间熟睡时，盆底肌肉松弛，更易使尿液自行流出而发生遗尿。在排尿困难的基础上，如有受凉、饮酒、劳累等诱因而引起腺体及膀胱颈部充血水肿时，即可发生急性尿潴留。患者膀胱极度膨胀，疼痛，尿意频繁，辗转不安，难以入眠。部分患者可出现血尿，系由于前列腺增生组织表面常有静脉血管扩张充血，破裂后所引起。出血量不等多为间歇性，偶有大量出血，血块充满膀胱，须紧急处理。血尿发生时，应与膀胱内炎症、结石及肿瘤等鉴别。严重的还可出现肾功能不全症状，晚期由于长期尿路梗阻而导致两肾功能减退而出现氮质血症，表现为食欲缺乏、恶心、呕吐及贫血等。除此之外，由于长期排尿困难而依赖增加腹压排尿，可引起或加重痔疮、脱肛及疝等的发生。

2.51 如何诊断前列腺增生症

（1）直肠指诊：除了患者出现的排尿困难等临床症状外，直肠指诊对前列腺增生症的诊断非常重要，直肠指诊是诊断前列腺增生症的重要步骤，可摸到前列腺肿大，表面光滑及中等硬度。按照腺体增生的程度可把前列腺增生症分为三度：第一度增生为腺体增大、中央沟变浅；第二度增生为腺体明显增大，中央沟消失或略凸出；第三度增生为腺体显著增大，中央沟明显凸出，甚至手指不能触及腺体上缘。直肠指诊前列腺不大时，不能否定其增生的存在。因前列腺中叶增生或增大的腺体大部突入膀胱时，指诊不一定能触及增大的腺体，需用其他方法检查方能确诊。

（2）膀胱镜检查：能直接观察前列腺各叶的增生情况，并可了解膀胱内有无其他病变，如肿瘤、结石、憩室等，从而决定手术治疗的方式。因为前列腺增生导致后尿道梗阻，膀胱镜有时不易插入，故操作时必须谨慎，务求轻巧，切勿粗暴，尽可能将镜鞘后压使镜鞘前端前移，以免损伤前列腺引起出血或假道，给患者带来不必要的痛苦。

（3）膀胱残余尿量的检测：其多少反映膀胱代偿衰竭的严重程度，因而这是重要的诊断步骤之一，也是决定手术治疗的因素之一。测定方法有：①B超测定法：此法简便、易行，无损伤，但不够精确。可同时测定前列腺的大小、包括横径、前后径与上下径，正常的前列腺的横径为4厘米，前后径约2厘米左右，形态呈椭圆形，左右对称，前列腺增生时前列腺明显增大，前后径增大较横径更显著。②排尿后导尿法：排尿后立即导尿而导出的全部尿液的即为残余尿量，正常人残尿应为0~10毫升，此法较准确可靠，但有逆行感染机会。③膀胱造影法：静脉尿路造影时，于排尿后拍膀胱区立位片，观察膀胱内含有的造影剂多少即为残余尿。此法精确度更差。尿动力学检查对前列腺增生的诊断也有重要的意义。

2.52　什么药物可以治疗前列腺增生症？疗效如何

良性前列腺增生（BPH）患者药物治疗的短期目标是缓解患者的下尿路症状，长期目标是延缓疾病的临床进展，预防并发症的发生。在减少药物治疗不良反应的同时保持患者较高的生活质量是BPH药物治疗的总体目标。包括以下几种药物：

（1）α受体阻滞剂：α受体阻滞剂是通过阻滞分布在前列腺和膀胱颈部平滑肌表面的肾上腺素能受体，松弛平滑肌，达到缓解膀胱出口动力性梗阻的作用。适用于有下尿路症状的BPH患者。推荐坦索罗辛、多沙唑嗪、阿夫唑嗪和特拉唑嗪用于BPH的治疗，也可以选择萘哌地尔。各种α_1受体阻滞剂能显著改善患者的症状，使症状评分平均改善30%~40%，最大尿流率提高16%~25%。同时，α受体阻滞剂也不影响前列腺体积和血清PSA水平。常见不良反应包括头晕、头痛、无力、困倦、体位性低血压和直立性低血压、逆行射精等，体位性低血压和直立性低血压更容易发生于老年及高血压患者中。

（2）5α-还原酶抑制剂：5α-还原酶抑制剂通过抑制体内睾酮向双氢睾酮的转变，进而降低前列腺内双氢睾酮的含量，达到缩小前列腺体积、改善排尿困难的治疗目的。目前在我国国内应用的5α-还原酶抑制剂包括非那雄胺（Finasteride）和依立雄胺（Epristeride）。非那雄胺适用于治疗有前列腺体积增大伴下尿路症状的BPH患者。多项大规模随机临床试验的结果证实了非那雄胺的效果，缩小前列腺体积达20%~30%，改善患者的症状评分约15%，提高尿流率为1.3~1.6毫升/秒，并能将BPH患者发生急性尿潴留和手术干预需要的风险降低50%左右，且非那雄胺对前列腺体积较大和（或）血清PSA水平较高的患者治疗效果更好。非那雄胺最常见的不良反应包括勃起功能障碍、射精异常、性欲低下等。

（3）中药和植物制剂：目前应用于BPH临床治疗的中药种类很多，如癃闭舒等；植物制剂，如普适泰、前列康等在缓解BPH相关下尿路症状方面有一定的临床疗效，在国内外取得了较广泛的临床应用。

2.53 前列腺增生症患者在什么情况下需要进行手术治疗

前列腺增生患者如果出现如下症状，应进行手术治疗：①有下尿路梗阻，症状显著经保守治疗症状未能改善者；②尿流动力学检查有明显改变或残余尿量超过60毫升，并逐渐增加者；③已引起上尿路梗阻和肾功能损害者；④虽然尿动力学改变不明显，但症状严重影响正常工作和生活者；⑤反复发生尿潴留，继发尿路感染、肉眼血尿和膀胱结石者；⑥因下尿路梗阻引起较大的膀胱憩室。患者能否接受手术还要根据患者的全身情况及其重要器官功能而定。

2.54 对于前列腺增生症有哪些手术治疗方法

BPH的外科手术治疗方法包括一般手术治疗和激光手术治疗。

（1）一般手术：经典的外科手术方法有经尿道前列腺电切术（TURP）、经尿道前列腺切开术（TUIP）及开放性前列腺摘除术。目前TURP仍是BPH治疗的"金标准"。各种外科手术方法的治疗效果与TURP接近或相似，但适用范围和并发症有所差别。作为TURP或TUIP的替代治疗手段，经尿道前列腺电气化术

（TUVP）和经尿道前列腺等离子双极电切术（TUPKP）目前也应用于外科治疗。所有上述各种治疗手段均能够改善BPH患者70%以上的下尿路症状。

1）TURP：主要适用于治疗前列腺体积在80毫升以下的BPH患者，技术熟练的术者可适当放宽对前列腺体积的限制。如果TURP手术时间较长，电切综合征的发生风险会明显增加。TURP需要输血的概率为2%~5%。术后各种并发症的发生率：尿失禁为1%~2.2%；逆行射精为65%~70%；膀胱颈挛缩为4%；尿道狭窄为3.8%。

2）TUIP：适用于前列腺体积小于30毫升，且无中叶增生的患者。TUIP治疗后患者下尿路症状的改善程度与TURP相似。与TURP相比，并发症更少，出血及需要输血危险性降低，逆行射精发生率低、手术时间及住院时间缩短。但远期复发率较TURP高。

3）开放性前列腺摘除术：主要适用于前列腺体积大于80毫升的患者，特别是合并膀胱结石、或合并膀胱憩室需一并手术者。常用术式有耻骨上前列腺摘除术和耻骨后前列腺摘除术。需要输血的概率高于TURP。术后各种并发症的发生率，尿失禁约为1%，逆行射精约为80%，膀胱颈挛缩约为1.8%，尿道狭窄约为2.6%。对勃起功能的影响可能与本手术无关。

4）TUVP：适用于凝血功能较差的和前列腺体积较小的BPH患者。是TUIP或TURP的另外一种选择，与TURP比较止血效果更好。远期并发症与TURP相似。

5）TUPKP：是使用等离子双极电切系统，并以与单极TURP相似的方式进行经尿道前列腺切除手术。采用生理盐水为术中冲洗液。术中出血及TURS发生率明显减少。

（2）激光治疗：前列腺激光治疗是通过组织汽化或组织的凝固性坏死后的迟发性组织脱落达到解除梗阻的目的。疗效肯定的方式有经尿道钬激光前列腺剜除术、经尿道前列腺激光汽化术、经尿道前列腺激光凝固术等。

1）经尿道钬激光前列腺剜除术（HoLRP）：钬激光所产生的峰值能量可导致组织的汽化和前列腺组织的精确和有效的切除。HoLRP术后留置导尿时间短。术后排尿困难是最常见的并发症，发生率约为10％。75％~80％的患者出现逆行射精，没有术后勃起功能障碍的报道。

2）经尿道激光汽化术（TULVP）：与前列腺电气化术相似，用激光能量汽化前列腺组织，以达到外科治疗的目的。短期IPSS评分、尿流率、QOL指数的改善与TURP相当。术后尿潴留而需要导尿的发生率高于TURP。术后无病理组织。长期疗效尚待进一步研究。

3）经尿道激光凝固术（TULCP）：是治疗BPH的有效手术方法。光纤尖端与前列腺组织之间保持约2毫米的距离，能量密度足够凝固组织，但不会汽化组织。被凝固的组织最终会坏死、脱落，从而减轻梗阻。优点在于其操作简单，出血风险及水吸收率低。采用Meta分析发现经尿道前列腺激光凝固术后需要导尿的尿潴留发生率和尿路刺激症状发生率分别为是21％和66％，明显高于TURP。

2.55 对于前列腺增生症有哪些非手术治疗方法

（1）经尿道微波热疗（TUMT）：可部分缓解BPH患者的尿流率和下尿路梗阻症状。适用于药物治疗无效（或不愿意长期服药）而又不愿意接受手术的患者，以及伴反复尿潴留而又不能接受外科手术的高危患者。各种微波治疗仪的原理相似。超过45℃为高温疗法。低温治疗效果差，不推荐使用。其5年的再治疗率高达84.4%，其中药物再治疗率达46.7%，手术再治疗率为37.7%。

（2）经尿道针刺消融术（TUNA）：是一种简单安全的治疗方法。适用于不能接受外科手术的高危患者，对一般患者不推荐作为一线治疗方法。术后下尿路症状改善为50%~60%，最大尿流率平均增加为40%~70%，3年内需要接受TURP治疗的比例约为20%，远期疗效有待进一步观察。

（3）前列腺支架：是通过内镜放置在前列腺部尿道的金属（或聚亚氨脂）装置。可以缓解BPH所致下尿路症状。仅适用于伴反复尿潴留又不能接受外科手术的高危患者，作为导尿的一种替代治疗方法。常见并发症有支架移位、钙化、支架闭塞、感染、慢性疼痛等。

（4）经尿道前列腺气囊扩张尚有一定的应用范围。目前尚无明确证据支持高能聚焦超声、前列腺乙醇注射的化学消融治疗作为BPH治疗的有效选择。

2.56 激光和电切治疗前列腺增生症哪个更好

目前TURP仍是BPH治疗的"金标准"，主要适用于治疗前列腺体积在80毫升以下的BPH患者。因为冲洗液吸收过多导致的血容量扩张及稀释性低钠血症（经尿道电切综合征）发生率约为2%，危险因素有术中出血多、手术时间长和前列腺体积大等。前列腺激光治疗是通过组织汽化或组织的凝固性坏死后的迟发性组织脱落达到解除梗阻的目的。疗效肯定的方式有经尿道钬激光前列腺剜除术、经尿道前列腺激光汽化术、经尿道前列腺激光凝固术等。相比TURP来说，激光治疗具有出血量少，不易出现电切综合征，技术容易掌握等优点，比较适合于高龄、心肺功能较差的患者，缺点是经尿道前列腺激光切除术后需要导尿和出现尿潴留的发生率、尿路刺激症状发生率明显高于TURP。

2.57 高龄的前列腺增生症患者该如何治疗

对于高龄的前列腺增生患者，由于心肺功能和一般情况较差，首先应考虑药物治疗，通常采取联合治疗。联合治疗是指联合应用α受体阻滞剂和5α-还原酶抑制剂治疗BPH。适用于前列腺体积增大、有下尿路症状的BPH患者。BPH临床进展危险较大的患者更适合联合治疗。采用联合治疗前应充分考虑具体患者BPH临床进展的危险性、患者的意愿、经济状况、联合治疗带来的费用增长等。研究结果证实了联合治疗的长期临床疗效，多沙唑嗪和非那雄胺的联合治疗进一步降低了BPH临床进展的危险。进一步分析结果发现当前列腺体积大于或等于25毫升时，联合治疗降低BPH临床进展危险性的效果显著优于多沙唑嗪或非那雄胺单药治疗。但要注意药物的不良反应，如多沙唑嗪等α受体阻滞剂可引起体位性低血压，而非那雄胺等5α-还原酶抑制剂可在一定程度上降低PSA，从而掩盖早期发现前列腺癌的可能性。对于药物治疗效果不明显的患者，如果需要进行手术，应选择出血量比较少的前列腺激光手术或非手术外科治疗，如经尿道微波热疗、经尿道针刺消融术、前列腺支架等处理，也有一定的疗效。

2.58　前列腺增生症会发展成前列腺癌吗

一般情况下，前列腺增生本身是不会转变为前列腺癌的。如果把前列腺比作一个鸡蛋，那么前列腺的包膜是蛋壳，前列腺外周带是蛋白，而前列腺移行带是最中心的蛋黄。前列腺增生主要发生于前列腺中央区域的移行带，而前列腺癌则主要发生于前列腺的外周带，两者在解剖部位上有很大的区别。另外，前列腺增生与前列腺癌是两种完全不同的病理进程，目前还没有良性前列腺增生向前列腺癌转化的证据。然而，前列腺增生和前列腺癌是可以同时存在的，千万不要以为有良性前列腺增生就不会长癌，也有一小部分前列腺癌（约10%）会发生于前列腺移行带。所以，有时在前列腺增生手术后的标本中也可发现前列腺癌。因此，老年男性出现排尿异常的症状，千万不能想当然地认为一定是前列腺增生，应到正规医院的泌尿外科检查排除前列腺癌的可能。

2.59　为什么前列腺癌的发病率越来越高

近年来，我国前列腺癌的发病率呈逐年升高的趋势，引起前列腺癌发病率升高的原因大致有以下几个：①人均寿命的延长，该病的高危发病人群是60岁以上的老年患者。因此，人类期望寿命的延长在很大程度上引起了前列腺癌发病率的上升。②饮食结构的改变。目前我国人民的饮食结构渐渐西方化，红纤维肉、高蛋白、高脂饮食比例越来越高，都是前列腺癌的危险因素，也导致了前列腺癌发病率的陡然升高。③诊断水平有了明显进步，前列腺特异性抗原是目前公认的早期诊断前列腺癌的方法之一。除此以外，直肠指检、经直肠B超、MRI，以及B超引导下的前列腺穿刺检查都是前列腺癌早期检查的重要手段。前列腺癌本来是老年人的疾病，现在也出现了年轻化的趋势，有的已逐渐扩大到中年人，也是导致前列腺癌发病率升高的一个因素。

2.60 什么因素与前列腺癌的发生有关

迄今，引起前列腺癌的危险因素尚未完全明确，但是其中一些已经被确认。最重要的因素之一是遗传。如果某人的直系亲属（兄弟或父亲）患有前列腺癌，其本人患前列腺癌的危险性会增加1倍；两个或两个以上直系亲属患前列腺癌，相对危险性会增至5~11倍。流行病学研究发现有前列腺癌阳性家族史的患者比那些无家族史患者的确诊年龄早6~7年。前列腺癌患者群中一部分亚人群（约为9%）为"真性遗传性前列腺癌"，指的是3个或3个以上亲属患病或至少两个为早期发病（55岁以前）。外源性因素会影响从所谓的潜伏型前列腺癌到临床型前列腺癌的进程。这些因素的确认仍然在研究中，但高动物脂肪饮食是一个重要的危险因素。其他危险因素包括维生素E、硒、木脂素类、异黄酮的低摄入，阳光暴露与前列腺癌发病率呈负相关，阳光可增加维生素D的水平，可能是前列腺癌的保护因子。在前列腺癌低发的亚洲地区，绿茶的饮用量相对较高，绿茶可能为前列腺癌的预防因子。总之，遗传是前列腺癌发展成临床型的重要危险因素，而外源性因素对这种危险可能有重要的影响。现在尚无足够的证据建议生活方式的改变（降低动物脂肪摄入及增加水果、谷类、蔬菜、红酒的摄入量）会降低前列腺癌的发病风险。有一些研究支持这些说法，这些信息可以提供给那些来询问饮食影响的前列腺癌患者的男性家属。

2.61 前列腺癌的发生与雄激素有关吗

早在1941年芝加哥大学Huggins首先提出切除双侧睾丸可以缓解前列腺癌的临床症状,引起全世界的关注。其实,前列腺癌是一种异质性很强的恶性肿瘤,从已建立的前列腺癌细胞系、动物模型及临床表现均显示了这一生物学行为的特性,其中表现出来的是其生长对雄激素的依赖性和非依赖性。

有人做过实验,用两种已知的前列腺癌细胞,一种是雄激素依赖性癌细胞,另一种是雄激素非依赖性癌细胞,同时制作成鼠的前列腺癌模型,当切除模型鼠的睾丸后,雄激素依赖性细胞发生死亡,肿瘤停止生长,而雄激素非依赖性细胞则继续生长,肿瘤进一步长大。但是,目前对前列腺癌所表现出来的这种对雄激素的依赖性和非依赖性的确切机制尚未完全明了。一般认为,前列腺癌细胞的生长依赖于雄激素产生的刺激,但当睾丸切除后,前列腺内只减少了60%的睾酮来源,其余40%的双氢睾酮通过来自肾上腺皮质网状带分泌的雄激素来合成。前列腺癌细胞在这种低浓度双氢睾酮的环境下,逐渐变为对雄激素不再依赖,原来对雄激素的依赖性变得不再敏感而成为雄激素非依赖性细胞。此外,前列腺癌组织中可能原本就存在对雄激素不敏感的癌细胞群,一旦雄激素依赖性细胞由于去势及内分泌治疗而凋亡消退,这些雄激素非依赖性癌细胞群逐渐成为肿瘤的主要细胞而对内分泌治疗产生抵抗。大多数患者前列腺癌的生长一开始均依赖于雄激素的刺激,表现出对雄激素的依赖性,但当患者在接受抗雄激素治疗后,经过一段时间的癌症平稳期,80%以上的患者迟早会出现对雄激素不敏感的雄激素非依赖性癌细胞的生长和发展,通常前列腺癌对雄激素的依赖性于内分泌治疗后持续2~3年,平均为18个月。抗雄激素治疗对患者来说只是一种延缓病情发展的措施。一旦前列腺癌细胞转成对雄激素非依赖性的癌肿，成为难治性前列腺癌，临床治疗则会变得更为棘手。

2.62　如何早期发现和诊断前列腺癌

临床上大多数前列腺癌患者通过前列腺系统性穿刺活检可以获得组织病理学诊断。然而，最初可疑前列腺癌通常由前列腺直肠指检或血清前列腺特异性抗原（PSA）检查后再确定是否进行前列腺活检。直肠指检联合PSA检查是目前公认的早期发现前列腺癌最佳的初筛方法。

（1）直肠指检（DRE）：大多数前列腺癌起源于前列腺的外周带，DRE对前列腺癌的早期诊断和分期都有重要价值。考虑到DRE可能影响PSA值，应在PSA抽血后进行DRE。

（2）前列腺特异性抗原检查：　PSA作为单一检测指标，与DRE、TRUS比较，具有更高的前列腺癌阳性诊断预测率，同时可以提高局限性前列腺癌的诊断率和增加前列腺癌根治性治疗的机会。

（3）经直肠超声检查（TRUS）：在TRUS引导下可在前列腺及周围组织结构寻找可疑病灶，并能初步判断肿瘤的体积大小。但TRUS在前列腺癌诊断特异性方面较低，发现一个前列腺低回声病灶要与正常前列腺、BPH、前列腺上皮内肿瘤（PIN）、急性或慢性前列腺炎、前列腺梗死和前列腺萎缩等鉴别。在TRUS引导下进行前列腺的系统性穿刺活检是前列腺癌诊断的主要方法。

（4）前列腺穿刺活检：前列腺系统性穿刺活检是诊断前列腺癌最可靠的检查，前列腺穿刺指征：直肠指检发现结节，任何PSA值；B超发现前列腺低回声结节或MRI发现异常信号，任何PSA值；PSA > 10纳克/毫升，任何f PSA（游离PSA）/t PSA（血清总PSA）和PSA密度（PSAD）值；PSA 4~10纳克/毫升，f PSA/t PSA异常或PSAD值异常。

（5）前列腺癌的放射性核素检查（ECT）：前列腺癌的最常见远处转移部位是骨骼。ECT可比常规X线片提前3~6个月发现骨转移灶，敏感性较高但特异性较差。

（6）其他影像学检查，如CT、MRI等对前列腺癌的诊断也有一定的意义。

2.63 PSA对前列腺癌的诊断有什么意义

PSA作为单一检测指标，与DRE、TRUS比较，具有更高的前列腺癌阳性诊断预测率，同时可以提高局限性前列腺癌的诊断率和增加前列腺癌根治性治疗的机会。

（1）PSA检查时机：应对50岁以上有下尿路症状的男性进行常规PSA和DRE检查，对于有前列腺癌家族史的男性人群，应该从45岁开始定期检查、随访。对DRE异常、有临床征象（如骨痛、骨折等）或影像学异常等的男性应进行PSA检查。PSA检测应在前列腺按摩后1周，直肠指检、膀胱镜检查、导尿等操作48小时后，射精24小时后，前列腺穿刺1个月后进行。PSA检测时应无急性前列腺炎、尿潴留等疾病。

（2）PSA结果的判定：目前国内外比较一致的观点是：t PSA >4.0纳克/毫升为异常。对初次PSA异常者建议复查。中国人前列腺癌发病率低，国内一组数据显示血清总PSA为4~10纳克/毫升时，前列腺癌穿刺阳性率为15.9%。血清PSA受年龄和前列腺大小等因素的影响，我国前列腺增生（BPH）患者年龄特异性t PSA

值各年龄段分别为：40~49岁为0~1.5纳克/毫升；50~59岁为0~3.0纳克/毫升；60~69岁为0~4.5纳克/毫升；70~79岁为0~5.5纳克/毫升；≥80岁为0~8.0纳克/毫升。这构成了进行前列腺癌判定的灰区，在这一灰区内应参考以下PSA相关变数：

1）游离PSA：fPSA和tPSA作为常规同时检测。多数研究表明fPSA是提高tPSA水平处于灰区的前列腺癌检出率的有效方法。当血清tPSA介于4~10纳克/毫升时，fPSA水平与前列腺癌的发生率呈负相关。研究表明如患者tPSA在上述范围，fPSA/tPSA＜0.1，则该患者发生前列腺癌的可能性高达56%；相反，如fPSA/tPSA＞0.25，发生前列腺癌的可能性只有8%。国内推荐fPSA/tPSA＞0.16为正常参考值（或临界值）。

2）PSA密度（PSAD）：即血清总PSA值与前列腺体积的比值。前列腺体积是经直肠超声测定计算得出。PSAD正常值＜0.15，PSAD可有助于区分前列腺增生症和前列腺癌。当患者PSA在正常值高限或轻度增高时，PSAD可指导医师决定是否进行活检或随访。PSAD可作为临床参考指标之一。

3）PSA速率（PSAV）：即连续观察血清PSA水平的变化，前列腺癌的PSAV显著高于前列腺增生和正常人。其正常值为＜0.75纳克/（毫升·年）。如果PSAV＞0.75纳克/（毫升·年），应怀疑前列腺癌的可能。PSAV比较适用于PSA值较低的年轻患者。在两年内应至少检测3次PSA。PSAV的计算公式如下：

$$[(PSA_2-PSA_1)+(PSA_3-PSA_2)]/2$$

2.64　前列腺癌确诊为什么一定要做穿刺活检

前列腺系统性穿刺活检是诊断前列腺癌最可靠的检查，也是确诊的依据，对前列腺癌的诊断非常重要。

（1）前列腺穿刺时机：因前列腺穿刺出血会影响影像学临床分期。因此，前列腺穿刺活检应在MRI之后，在B超等引导下进行。

（2）前列腺穿刺针数：系统穿刺活检得到多数医师认可。研究结果表明：10针以上穿刺的诊断阳性率明显高于10针以下，并不明显增加并发症。

（3）重复穿刺：若第一次前列腺穿刺为阴性结果，在以下情况需要重复穿刺：第一次穿刺病理发现非典型性增生或高级别PIN；PSA＞10纳克/毫升，任何f PSA/t PSA或PSAD；PSA 4~10纳克/毫升，复查f PSA/t PSA或PSAD值异常，或直肠指检或影像学异常；PSA 4~10纳克/毫升，复查f PSA/t PSA、PSAD、直肠指检、影像学均正常，应严密随访，每3个月复查PSA，如PSA连续2次＞10纳克/毫升或PSAV＞0.75/（毫升·年），应再行穿刺。重复穿刺的时机尚有争议，一般2次穿刺间隔时间多为1~3个月。至于重复穿刺次数，对两次穿刺为阴性结果，又有上述重复穿刺指征者，推荐进行两次以上穿刺。如果两次穿刺阴性，并存在前列腺增生导致的严重排尿症状，可行经尿道前列腺切除术，将标本送病理进行系统切片检查。

2.65 前列腺癌根治术有哪些适应证

根治术用于可能治愈的前列腺癌，手术适应证要考虑肿瘤的临床分期、预期寿命和健康状况。尽管手术没有硬性的年龄界限，但应告知患者，70岁以后伴随年龄增长，手术并发症及死亡率将会增加。

（1）临床分期：适用于局限前列腺癌，临床分期T1~T2c的患者。对于T3期的前列腺癌尚有争议，有主张对T2c和T3给予新辅助治疗后行根治术，可降低切缘阳性率。

（2）预期寿命：预期寿命≥10年者则可选择根治术。

（3）健康状况：前列腺癌患者多为高龄男性，手术并发症的发生率与身体状况密切相关。因此，只有身体状况良好，没有严重的心肺疾病的患者才能进行根治术。

（4）PSA或Gleason评分高危患者的处理：对于PSA＞20或Gleason评分≥8的局限性前列腺癌患者符合上述分期和预期寿命条件的，根治术后应给予其他辅助治疗。

2.66　根治性前列腺切除术是如何进行的

根治性前列腺切除术（简称根治术）是治疗局限性前列腺癌最有效的方法，有3种主要术式，即传统的经会阴、经耻骨后及近年发展的腹腔镜前列腺癌根治术。国内推荐开放式耻骨后前列腺癌根治术和腹腔镜前列腺癌根治术。

（1）耻骨后前列腺癌根治术：术野开阔，操作简便易行，可经同一入路完成盆腔淋巴结切除，达到根治目的。包括以下两个手术：

1）改良式盆腔淋巴结切除术：下腹正中切口，整块切除髂动脉和髂静脉前面、后面及血管之间的纤维脂肪组织，下至腹股沟管，后至闭孔神经后方。可疑淋巴结转移者可进行冷冻切片病理学检查。

2）根治性前列腺切除术：手术切除范围包括完整的前列腺、双侧精囊和双侧输精管壶腹段、膀胱颈部。术中发现肿瘤可能侵及神经血管束则不能保留勃起神经。

（2）腹腔镜前列腺癌根治术：腹腔镜前列腺癌根治术是近年发展起来的新技术，其疗效与开放性手术类似，优点是损伤小、术野及解剖结构清晰，术中和术后并发症少；缺点是技术操作比较复杂。腹腔镜手术切除步骤和范围同开放性手术。

1）手术时机：一旦确诊为前列腺癌并符合上述根治性手术条件者应采取根治术。做过经直肠穿刺活检者应等待6~8周，可以减少降低手术难度和减少并发症的发生。经尿道前列腺切除术者应等待12周再行手术。

2）手术并发症：目前围手术期死亡率为 0%~2.1%，主要并发症有术中严重出血、直肠损伤、术后阴茎勃起功能障碍、尿失禁、膀胱尿道吻合口狭窄、尿道狭窄、深部静脉血栓、淋巴囊肿、尿瘘、肺栓塞。腹腔镜前列腺癌根治术还可能出现沿切口种植转移、转行开腹手术、气体栓塞、高碳酸血症、继发出血等并发症。

2.67　什么是激素非依赖性前列腺癌和激素难治性前列腺癌

经过持续内分泌治疗后病变复发、进展的前列腺癌，包括雄激素非依赖性前列腺癌（AIPC）和激素难治性前列腺癌（HRPC）。内分泌治疗是目前前列腺癌的主要治疗方法，大多数患者起初都对内分泌治疗敏感，有反应，但经过中位时间14~30个月后，几乎所有患者的病变都将逐渐发展为激素非依赖性前列腺癌。在激素非依赖发生的早期有些患者对二线内分泌治疗仍有反应，称为雄激素非依赖性前列腺癌，而对二线内分泌治疗无效、无反应或二线内分泌治疗过程中病变继续发展的则称为激素难治性前列腺癌。

2.68 如何治疗激素非依赖性前列腺癌

激素非依赖性前列腺癌的治疗较为复杂，且疗效也不如激素依赖性前列腺癌，主要包括以下3个方面：

（1）维持睾酮去势水平：持续药物去势治疗或行手术去势。

（2）二线内分泌治疗：适用于雄激素非依赖性前列腺癌（AIPC），对二线内分泌治疗仍有效有反应的患者。

1）加用抗雄激素药物：对于采用单一去势（手术或药物）治疗的患者，加用抗雄激素药物，60%~80%的患者PSA下降＞50%，平均有效时间为4~6个月。

2）停用抗雄激素药物：对于采用联合雄激素阻断治疗的患者，推荐停用抗雄激素药物，停用4~6周后，约1/3的患者出现抗雄激素撤除综合征，PSA下降＞50%，平均有效时间为4个月。

3）抗雄激素药物互换：氟他胺与比卡鲁胺相互替换，对少数患者仍有效。

4）肾上腺雄激素抑制剂：如酮康唑、氨鲁米特、皮质激素（氢化可的松、泼尼松、地塞米松）。

5）低剂量的雌激素药物：雌二醇、甲地孕酮等。

（3）化学治疗：对于激素难治性前列腺癌（HRPC）目前有以下化疗方案可供选择：

1）以多烯紫杉醇（docetaxel）为基础的化疗方案：多烯紫杉醇，75毫克/平方米体表面积，每3周1次，静脉用药，加用泼尼松5毫克，2次/日，口服，共10个周期。

2）以米托蒽醌（米托蒽醌）为基础的化疗方案：米托蒽醌，12毫克/平方米体表面积，每3周1次，静脉用药，同时联合泼尼松治疗，可在一定程度控制疾病进展，提高生活质量，特别是减轻疼痛。

3）其他可选择的化疗方案有：雌二醇氮芥+长春碱；雌二醇氮芥+依托泊苷（VP-16）。

2.69 激素非依赖性前列腺癌患者出现骨转移该如何治疗

对于有骨转移的激素非依赖性前列腺癌的治疗目的主要是缓解骨痛，预防和降低骨相关事件的发生，提高生活质量，提高生存率。

（1）双膦酸盐（唑来膦酸）：唑来膦酸是第三代双膦酸盐，具有持续缓解骨痛、降低骨相关事件的发生率、延缓骨并发症发生时间的作用，是目前治疗和预防激素非依赖前列腺癌骨转移的首选方法。

（2）放射治疗：体外放射治疗可改善局部和弥漫性骨痛，因前列腺癌患者发生多处骨转移的机会较高，因此体外放射治疗的范围和剂量越大，不良反应越大。放射性核素对前列腺癌骨转移导致的多灶性骨痛的治疗有一定疗效。^{89}锶和^{153}钐是常用的放射性核素，^{89}锶比^{153}钐发出的β线能量高，但半衰期短。Ⅲ期临床研究显示单独应用^{89}锶或^{153}钐可以显著减少新发骨转移灶，降低骨痛症状，减少止痛药用量，放疗最常见的不良反应为骨髓抑制。

（3）镇痛药物治疗：世界卫生组织（WHO）已经制定了疼痛治疗指南，也适用于前列腺癌骨转移患者。镇痛治疗必须符合这一指南，规律服药（以预防疼痛），按阶梯服药：从非阿片类药物至弱阿片类，再至强阿片类药物的逐级上升，还要进行适当的辅助治疗（包括神经抑制剂、放射治疗、化学治疗、手术等）。

2.70 放疗对前列腺癌有效吗？在什么情况下应该进行放疗

前列腺癌患者的放射治疗具有疗效好、适应证广、并发症少等优点，适用于各期患者。早期患者（T1-2N0M0）行根治性放射治疗，其局部控制率和10年无病生存率与前列腺癌根治术相似。局部晚期前列腺癌（T3-4 N0M0）治疗原则以辅助性放疗和内分泌治疗为主。转移性癌可行姑息性放疗，以减轻症状、改善生活质量。近年三维适形放疗（3D-CRT）和调强放疗（IMRT）等技术逐渐应用于前列腺癌治疗并成为放疗的主流技术。根据TNM分期、Gleason评分、PSA水平、年龄、放疗方式、照射野大小及剂量不同，其不良反应、疗效等也各不相同。

单独照射前列腺及其周围区域时用前、后及两侧野的四野盒式照射技术。照射野下界位于坐骨结节下缘，侧野后界包括直肠前壁。若精囊、周边组织受侵及淋巴结转移需全骨盆照射，分两步：先用前后两野照射全盆腔，照射野的上界在L5~S1之间，下界位于坐骨结节下缘，两侧界在真骨盆缘外1~2厘米。常规分割照射每周5次，每次剂量为1.8~2.0戈，总量为45戈。超分割照射每天照射2次，每次剂量1.15~1.3戈。骨盆放疗结束后再缩小照射范围至前列腺区，总量达65~80戈。利用合金铅板保护直肠、肛门括约肌、小肠、膀胱和尿道。

适形放疗（3D-CRT）的优点为能最大限度地减少对周围正常组织及器官的照射，提高肿瘤局部的照射剂量及靶区的照射总量。提高肿瘤局部控制率，降低减少并发症。IMRT是3D-CRT技术的新扩展。应用螺旋CT薄层扫描，绘出患者靶区和正常组织的几何模型并建立数字重建图，使外照射的剂量达到更高的适形程度。靶区边缘也可达到标准照射剂量。IMRT可使照射剂量达81~86.4戈，但对直肠及膀胱的副作用无明显增加。

不同分期前列腺癌外放射治疗的疗效有很大差异：局限性前列腺癌的放射治疗对于低危（T1~T2a、Gleason评分≤6和PSA＜10纳克/毫升）前列腺癌的疗效与根治性前列腺切除术相似；中危（T2b或Gleason评分=7或PSA 10~20纳克/毫升）患者提高照射剂量可提高无生化复发生存率；局限高危（Gleason评分＞7分或PSA＞20纳克/毫升）患者提高照射剂量的同时应用辅助性内分泌治疗可提高疗效；局部晚期前列腺癌放疗常与内分泌治疗联合应用，多采用新辅助内分泌治疗或辅助内分泌治疗。外放疗联合内分泌治疗能明显提高肿瘤控制率和生存率。根治术后切缘阳性者辅助体外放疗，局部肿瘤控制率可达到90%~100%；关于转移性前列腺癌的放疗，前列腺癌盆腔扩散或淋巴结转移可导致盆腔疼痛、便秘、下肢肿胀、输尿管梗阻或肾积液等。进行姑息性放疗，能显著改善症状。对前列腺癌骨转移的姑息性放疗可缓解疼痛症状和脊髓压迫。放疗可能出现泌尿系统和肠道系统不良反应及性功能障碍。放疗引起的副作用因单次剂量和总剂量、放疗方案和照射体积的不同而异。

2.71 对前列腺癌患者该如何进行随访

前列腺癌治愈性治疗后的随访是指根治性的前列腺切除术和放射治疗，包括外照射或近距离照射治疗，或者这些治疗方法的联合应用后的随访，治疗后每3个月进行PSA、DRE检测，2年后每6个月检测，5年后每年进行检测；无特殊症状患者中，骨扫描和其他影像学检查不推荐使用。如肛门指诊阳性、血清PSA持续升高应行骨盆CT和MRI及骨扫描。存在骨痛，不论PSA水平如何，应行骨扫描。放疗后如行补救性根治术者，应用经直肠超声和活检。

前列腺癌内分泌治疗后随访的目的在于根据疾病的不同阶段，明确进一步治疗的作用，以避免造成无用的检查和超额经济负担。另外一方面，如果疾病进展，能够给予有效的治疗方案。一般治疗后每3个月进行PSA检测，抗雄激素治疗应注意肝功能情况，治疗开始后前3个月应每月检查肝功能，以后每3~6个月检查1次。病情稳定者不推荐行常规影像学检查。血清PSA持续升高，或者出现骨痛，需要行骨扫描。疾病进展时随访间期应更短。

2.72　泌尿系统结石一般发生于哪些部位

结石病是现代社会的常见病之一。结石可见于肾脏、输尿管、膀胱和尿道的任何部位。但随着人们饮食的西方化，结石形成的部位已经从下尿路转到上尿路，以肾脏与输尿管结石为常见。

2.73　泌尿系统结石是什么原因引起的

结石的发生与下列因素相关：

（1）流行病学因素：上尿路结石好发于20~50岁。男性多于女性。男性发病年龄高峰为35岁。女性有两个高峰，30岁及55岁。结石与经济收入和饮食结构变化有关。实验证明，饮食中动物蛋白、精制糖增多，纤维素减少，均可促使上尿路结石形成。大量饮水使尿液稀释，能减少尿中晶体形成。高温环境及活动减少等亦为影响因素，但职业、气候等不是单一决定因素。

（2）尿液因素：首先是形成结石物质排出过多，如尿液中钙、草酸、尿酸排出量增加。长期卧床，甲状旁腺功能亢进（再吸收性高尿钙症）、特发性高尿钙症（吸收性高尿钙症-肠道吸收钙增多或肾性高尿钙症-肾小管再吸收钙减少）、其他代谢异常及肾小管酸中毒等均可使尿钙排出增加。痛风使尿持续酸性，慢性腹泻及噻嗪类利尿剂均使尿酸排出增加。内源性合成草酸增加或肠道吸收草酸增加，可引起高草酸尿症；其次是尿酸性减低，pH增高；另外尿量减少，使盐类和有机物质的浓度增高；尿中抑制晶体形成物质含量减少，如枸橼酸、焦磷酸盐、酸性黏多糖、某些微量元素等也是结石引起的重要原因。

（3）解剖结构异常：如尿路梗阻，导致晶体或基质在引流较差部位沉积，尿液滞留，继发尿路感染，有利于结石形成。

（4）尿路感染：反复的尿路感染可引起泌尿系结石，磷酸钙和磷酸镁铵结石与感染和梗阻关系密切，应引起重视。

2.74 尿石症有什么临床表现

结石可见于肾脏、输尿管、膀胱和尿道的任何部位。不同部分的结石，症状不一样。

（1）肾结石：疼痛位于腰部，可为隐痛、刺痛或持续性钝痛，多在劳累后出现，常伴有肉眼血尿。肾绞痛发生时，疼痛从腰部向下腹部放射，患者坐卧不安，汗出，持续数分钟至数小时不等，发作后或有小的沙粒状结石排出。有个别患者，病变相对稳定，长期无明显症状。

（2）输尿管结石：90%以上的结石原发于肾，下移至输尿管狭窄处而滞留。结石堵塞在输尿管中上段者，出现腰部绞痛，向同侧及大腿内侧放射，可伴有恶心、呕吐、冷汗等，严重时发生休克。发病时可见肉眼血尿。结石堵塞在输尿管下段者，可引起尿频、尿急、尿痛等膀胱刺激征。

（3）膀胱结石：排尿时出现下腹部疼痛向外生殖器处放射，同时排尿不畅或忽然排尿中断，经活动或改变体位后又能排尿。多伴有终末肉眼血尿及尿频、尿急等症状。

（4）尿道结石：结石多来自膀胱，好发于男性。忽然坠进尿道的结石可引起疼痛、排尿突然中断，甚至尿潴留。

此外，泌尿系结石并发感染时，还可见有发热、寒战、脓尿等症状。由于泌尿系结石发作时疼痛剧烈，缓解后如常人一般，可伴有血尿，多为镜下血尿，因肉眼不可见，很多患者疼痛缓解后认为没事，疏于就医。结果是结石越长越大，甚至引起肉眼血尿、肾积液，严重者可导致肾衰竭、尿毒症。

2.75 如何诊断泌尿系统结石？一定要做CT和MRI吗

（1）B超：泌尿系统结石的诊断最常用的方法是B超检查，可以发现3毫米以上的结石。其优点是直观、方便、无创伤，但是由于人体肠道的气体干扰，输尿管结石容易漏诊。

（2）X线腹部平片：85%的结石能够在腹部平片上显影，叫阳性结石。15%的结石腹部平片不显影，叫阴性结石。但是X线造影，对于可疑的输尿管结石，可以判断是结石还是狭窄。

（3）CT：几乎能够确诊所有尿路结石，但是费用偏高。

（4）MRI：费用高，结石在核磁检查中不显影，不宜选用，但是对于一些可疑的泌尿系肿瘤有重要的检查依据。

此外，还有静脉肾盂造影检查、膀胱镜和逆行尿路造影，有一定痛苦，不作为常规检查。

2.76 肾脏里长了小结石有关系吗

肾结石的治疗主要根据大小来决定，0.6厘米以下的肾结石可以药物治疗，大部分患者可以自行排除，注意饮食饮水即可。0.6~0.9厘米的肾结石可以碎石也可以不用药物治疗，如果药物治疗效果不理想或者位置比较靠下可以碎石。但是0.9厘米以上的肾结石必须碎石。小的结石对人体的影响不大，不用予以特殊处理。每日多饮水，不要憋尿，4~6个月复查B超即可。平时要预防结石再继续长大，不要吃豆制品、菠菜、空心菜、啤酒、沙丁鱼、动物内脏、火锅；要多喝水，促进尿酸排泄，经常食用核桃、木耳等食物有利于排石。

2.77 肾脏结晶是怎么回事？会发展成结石吗

肾脏结晶属于肾结石的先兆。有肾脏结晶的患者饮食上不加注意的话容易转变为肾结石。

这些患者平时应养成饮水习惯。因为多饮水可增加尿量，稀释尿中的结晶，使其容易排出体外。同时，即使已形成细小结石，也可及早把它顺尿液冲刷出去。平时应避免高蛋白、高糖和高脂肪饮食，应适当多吃些粗粮和素食。除此以外，尽量不服用或少服用与结石形成有关的药物，如维生素C、阿司匹林、磺胺类药物，也有利于防止肾脏结晶发展为结石。

2.78 什么药物可以治疗泌尿系统结石

当泌尿系统结石患者出现肾绞痛时，首先可服用非甾体镇痛抗炎药物,如双氯芬酸钠和吲哚美辛等；阿片类镇痛药，如氢吗啡酮（5~10毫克，肌内注射）、哌替啶（50~100毫克，肌内注射）、布桂嗪（50~100毫克，肌内注射）和曲马朵（100毫克，肌内注射）等。阿片类药物在治疗肾绞痛时不应单独使用，一般需要配合解痉类药物一起使用，如M型胆碱受体阻断剂［常用药物有硫酸阿托品和山莨菪碱（654-2）］；黄体酮；钙离子阻滞剂，如硝苯地平；α受体阻滞剂，如坦索罗辛等，其确切的疗效还有待于更多的临床观察。

排石方法除了每日饮水2 000~3 000毫升外，可应用双氯芬酸钠栓剂肛塞以治疗输尿管结石。常用的中成药有尿石通等，常用的方剂有八正散、三金排石汤等。溶石疗法推荐应用于尿酸结石和胱氨酸结石。尿酸结石患者可口服别嘌呤醇以降低血尿酸，口服枸橼酸氢钾钠或碳酸氢钠片以碱化尿液。胱氨酸结石患者可口服枸橼酸氢钾钠或碳酸氢钠片以碱化尿液。治疗无效者还可应用青霉胺。除此之外，适度运动也有利于某些部位结石的排出。

2.79 如何微创治疗泌尿系统结石

泌尿系统借助尿路与外界相通，医生利用输尿管镜、膀胱镜可通过尿道向上到达膀胱、输尿管乃至肾盂等部位，对该处的结石进行直接的治疗。现在90%以上的泌尿系统结石患者都是通过微创手术治愈结石的，避免了传统开放手术的痛苦，缩短了住院时间。

输尿管镜可以通过尿道、膀胱与输尿管接触，击碎结石，而不用开放手术。对于肾脏内较大、铸形、多发、鹿角样结石可利用B超或X线定位微创经皮穿刺，建立皮肤至肾脏结石的通道，使用肾镜进行碎石手术。并发输尿管息肉或狭窄者可同时以激光进行处理，并可明确输尿管疾病的诊断。

2.80 微创手术治疗结石的优势是什么

微创手术治疗尿路结石具有安全、高效、恢复快、住院时间短、碎石效果确切、操作简单、患者痛苦少等优点。

2.81 输尿管结石需要手术治疗吗

多数输尿管结石并不一定需要手术治疗。尽管会有些不适，小于4毫米的输尿管结石通常会自行排出。但是，任何大小的输尿管结石均可引起肾积液，无论选择观察等待或更进一步治疗，均应谨慎观察。然而以下几种情况需手术治疗：①输尿管存在狭窄者；②双侧或单侧输尿管结石嵌顿伴感染引起尿闭者；③结石较大，肾积液严重，肾功能很差者；④体外震波不能定位或震波失败者；⑤临床不能除外输尿管肿瘤或结核的患者。

2.82 膀胱结石是什么原因造成的？该如何治疗

膀胱结石的病因主要有两方面：一是肾、输尿管的结石进入膀胱，尤其是输尿管下段的结石。在治疗这类膀胱结石的同时也要治疗肾、输尿管的结石。二是原发于膀胱的结石，这类结石往往伴随着下尿路梗阻的存在，在治疗的同时要纠正这些梗阻病变。膀胱结石治疗时不但要取出结石，而且要纠正形成结石的原因。具体外科治疗的方法包括内镜手术、开放性手术和体外冲击波碎石术（ESWL）。

（1）腔内治疗：经尿道膀胱结石的腔内治疗方法是目前治疗膀胱结石的主要方法，可以同时处理下尿路梗阻病变，如尿道狭窄、前列腺增生等。首选经尿道激光碎石术，激光碎石是目前治疗膀胱结石有效的方法，目前使用较多的是钬激光碎石。钬激光还能同时治疗引起结石的其他疾病，如前列腺增生、尿道狭窄等。其次是经尿道气压弹道碎石术，气压弹道设备相对较便宜，泌尿外科医生容易掌握。气压弹道碎石时结石在膀胱内易活动，较大的结石碎石时间相对比较长，碎石后需要用冲洗器冲洗干净或用取石钳将结石碎片取出膀胱。另外，还可进行经尿道机械碎石术，膀胱镜直视下用碎石钳将结石抓住并用机械力将结石钳碎。经尿道机械碎石治疗适用于2厘米左右的膀胱结石。经尿道膀胱超声碎石术和经尿道液电碎石术，由于其碎石效果不如激光碎石和气压弹道碎石术，目前已经较少使用。

（2）体外冲击波碎石术：儿童膀胱结石多为原发性结石，可选择ESWL；成人原发性膀胱结石直径≤3毫米，也可以采用ESWL。

（3）开放手术治疗：耻骨上膀胱切开取石手术不应作为膀胱结石的首选治疗方法，仅适用于需要同时处理膀胱内其他病变的病例使用。开放手术治疗的相对适应证为：①较复杂的儿童膀胱结石；②巨大结石；③严重的前列腺增生或尿道狭窄者；④膀胱憩室内结石；⑤膀胱内围绕异物形成的大结石；⑥同时并发需开放手术的膀胱肿瘤。

（4）并发严重内科疾病的膀胱结石患者也可以先行导尿或耻骨上膀胱穿刺造瘘，待内科疾病好转后再行腔内或开放取石手术。

2.83 如何预防泌尿系统结石

要有效预防结石的发生，首先应判断结石的性质，再采取相对应的预防措施，可取得良好的效果：

（1）增加液体的摄入：推荐每天的液体摄入量在2 500~3 000毫升。关于饮水的种类，一般认为以草酸含量少的非奶制品液体为宜。应避免过多饮用咖啡因、红茶、葡萄汁、苹果汁和可口可乐。推荐多喝橙汁、酸果蔓汁和柠檬水。

（2）饮食调节：维持饮食营养的综合平衡，强调避免其中某一种营养成分的过度摄入。首先应了解饮食钙的含量，摄入正常钙质含量的饮食，限制动物蛋白和钠盐的摄入。避免食用乳制品（牛奶、干酪、酸乳酪等）、豆制品和小鱼等食品。推荐吸收性高钙尿症患者摄入低钙饮食，不推荐其他患者摄入限钙饮食。应限制饮食中草酸的摄入，草酸钙结石患者尤其是高草酸尿症的患者应该避免摄入诸如甘蓝、杏仁、花生、甜菜、欧芹、菠菜、大黄、红茶和可可粉等富含草酸的食物。其中，菠菜中草酸的含量是最高的，草酸钙结石患者更应该注意忌食菠菜。其次应限制钠盐的摄入：高钠饮食会增加尿钙的排泄，每天钠的摄入量应少于2克。同时还应限制蛋白质的过量摄入：低碳水化合物（糖类）和高动物蛋白饮食与含钙结石的形成有关。高蛋白质饮食是诱发尿路含钙结石形成的重要危险因素之一。应减轻体重、增加水果和蔬菜的摄入、增加粗粮及纤维素饮食、减少维生素C的摄入、限制高嘌呤饮食。富含嘌呤的食物有动物的内脏（肝脏及肾脏）、家禽皮、带皮的鲱鱼和沙丁鱼等。

（3）药物预防性治疗：用于含钙结石预防性治疗的药物虽然种类很多。但是，目前疗效较为肯定的只有碱性枸橼酸盐、噻嗪类利尿剂和别嘌呤醇。枸橼酸氢钾钠（友来特）具有便于服用、口感较好等优点，患者依从性较高。尽管碱性枸橼酸盐最适用于伴低枸橼酸尿症的结石患者，目前认为其适应证可能可以扩大至所有类型的含钙结石患者。

（4）尿酸结石的预防：首先应大量饮水，使每天的尿量保持在2 000毫升以上；给予枸橼酸氢钾钠、枸橼酸钾2~3克或者碳酸氢钠以碱化尿液；口服别嘌呤醇，能够有效地抑制黄嘌呤氧化酶活性，减少尿酸的形成，从而起到抑制结石的作用。

（5）感染性结石的预防：推荐低钙、低磷饮食，服用氢氧化铝或碳酸铝凝胶可降低肠道对磷的吸收和尿磷的排泄量；根据药物敏感试验使用抗生素治疗感染；酸化尿液能够提高磷酸盐的溶解度，可以用氯化铵1克，2~3次／天或甲硫（蛋）氨酸500毫克，2~3次／天。严重感染的患者，应该使用尿酶抑制剂。推荐使用乙酰羟肟酸和羟基脲等。

2.84　什么是原发性醛固酮增多症

原发性醛固酮增多症是指由于肾上腺皮质分泌过多的醛固酮，而引起潴钠排钾，血容量增多而抑制了肾素活性的一种病症，临床表现为高血压和低血钾综合征群。与正常及高血浆肾素活性的高血压患者相比，原发性醛固酮增多症曾被认为是伴有较低的血管并发症发生率的一种相对良性的高血压。但近年来先后有报道，在原发性醛固酮增多症患者中，心血管并发症的发生率可高达 14%~35%；蛋白尿的发生在原发性醛固酮增多症患者中也多于原发性高血压患者，少数患者可出现慢性肾功能不全。

2.85　原发性醛固酮增多症是如何发生的

病因不明，可能与遗传有关。肾上腺皮质分泌醛固酮的腺瘤（醛固酮瘤，APA）、双侧（极少数可为单侧）肾上腺皮质增生（又称特发性醛固酮增多症，IHA）、糖皮质激素可抑制型醛固酮增多症（GRA）、原发性肾上腺皮质增生（PAH）、产生醛固酮的肾上腺癌（APC）或异位肿瘤等均可导致原发性醛固酮增多。

2.86　原发性醛固酮增多症有什么临床表现

原发性醛固酮增多症的主要临床表现是高血压和低血钾。以往认为低血钾是原发性醛固酮增多症诊断的必要条件，有研究发现仅9%~37%的原发性醛固酮增多症患者可表现为低血钾。50%的醛固酮腺瘤和17%的特发性醛固酮增多症患者的血钾水平 < 3.5毫摩尔/升。血钾正常、高血压是大部分原发性醛固酮增多症患者的早期症状，而低血钾可能是症状加重的表现。由于高血压和低血钾伴碱中毒，患者可有如下症状：头痛、肌肉无力和抽搐、乏力、暂时性麻痹、肢体容易麻木、针刺感、口渴、多尿，夜尿增多等。低血钾时，患者的生理反射可以出现异常。

2.87 如何诊断原发性醛固酮增多症

原发性醛固酮增多症诊断步骤分为三步：①在有原发性醛固酮增多症高危因素的高血压患者中筛查可能的原发性醛固酮增多症患者；②进行原发性醛固酮增多症确诊试验；③进行定位诊断。

（1）病例筛查试验：原发性醛固酮增多症的诊断应符合高血压、血和尿醛固酮增高且不被抑制、血浆肾素活性降低且不被兴奋等特征。低血钾可能只存在于较严重的病例中，以低血钾作为指标诊断原发性醛固酮增多症的敏感性、特异性和诊断阳性率均很低。

由于许多药物和激素可影响肾素血管紧张素系统的调节，进行检查时尽可能停用所有药物，特别是螺内酯、血管转换酶抑制剂（ACEI）、血管紧张素受体拮抗剂（ARB）类降压药及雌激素，应停用4~6周以上，利尿剂、β受体阻滞剂、钙拮抗剂等停用2周。如血压过高，为确保患者安全，可选用α受体阻滞剂，如盐酸哌唑嗪、多沙唑嗪、特拉唑嗪或非二氢吡啶类钙拮抗剂，如维拉帕米缓释剂等。

（2）原发性醛固酮增多症的确诊试验：影响血浆醛固酮的因素很多，基础醛固酮水平测定的意义有限。当醛固酮水平升高时，醛固酮-肾素比值（ARR）升高仅仅是筛查出高度怀疑原发性醛固酮增多症的患者，确诊尚需要行醛固酮抑制试验以证实醛固酮不适当分泌增多。目前常用的确诊试验包括盐水负荷试验、高钠负荷试验、氟氢可的松抑制试验和卡托普利抑制试验等。

（3）原发性醛固酮增多症的定位诊断：主要依靠影像学检

查，可协助鉴别肾上腺腺瘤与增生并确定腺瘤部位及影像特征，B超可显示直径>1.3厘米的腺瘤，超声检查对于肾上腺较小病变不敏感，仅作为临床常规筛查。高分辨CT及MRI可显示直径>0.5厘米的腺瘤，IHA扫描时可表现为正常或双侧肾上腺弥漫性增大或结节状增生。醛固酮瘤患者CT检查常表现为圆形低密度影，直径多小于2厘米，切除后大体病理检查呈金黄色。近年来，随着ARR筛查的应用，更多早期、较轻的原发性醛固酮增多症患者被诊断，这些患者中CT检查区别肾上腺醛固酮瘤和IHA并不准确，如在一个研究中发现，瘤体较小（小于1厘米）的肾上腺醛固酮瘤患者CT检出率不到25%，不典型肾上腺醛固酮瘤单从影像学特点判断可能被诊断为结节状增生，此时需结合其他功能试验综合判断。MRI对肾上腺病变的诊断作用相对较差，因为大部分腺瘤直径不超过1厘米，MRI只用于对CT造影剂敏感患者。放射性碘化胆固醇肾上腺扫描照相可发现直径在1.3厘米以上的腺瘤，可靠性更差，结果常常含糊不清，目前多不采用。

2.88 什么药物可以治疗原发性醛固酮增多症

以下药物可用于治疗原醛：

（1）螺内酯：推荐首选。结合盐皮质激素受体，可拮抗醛固酮。初始剂量20~40毫克/天，渐递增，最大＜400毫克/天，分2~4次服用，以维持血钾在正常值上限内为度。可使48%的患者血压＜140/90毫米汞柱，其中50%可单药控制。如血压控制欠佳，联用其他降压药物，如噻嗪类。主要不良反应多因其与孕激素受体、雄激素受体结合有关，可引发痛性男性乳腺发育、阳痿、性欲减退、女性月经不调等。

（2）依普利酮：推荐用于不能耐受螺内酯者。为高选择性醛固酮受体拮抗剂，与雄激素受体和黄体酮受体的亲和力分别为螺内酯的0.1%和1%，性相关不良反应的发生率显著降低。但拮抗活性仅约为螺内酯的60%。50~200毫克/天，分2次服用，初始剂量为25毫克/天。

（3）钠离子通道拮抗剂：如阿米洛利，为保钾排钠利尿剂，初始剂量为每天10~40毫克，分次口服，能较好控制血压和血钾，而且没有类似螺内酯所致的不良反应。

（4）钙离子通道阻断剂：可抑制醛固酮分泌和血管平滑肌收缩，如硝苯地平、氨氯地平、尼卡地平等。

（5）ACEI和血管紧张素受体阻断剂：减少IHA醛固酮的产生。常用卡托普利、依那普利等。

（6）糖皮质激素：推荐用于糖皮质激素可抑制性醛固酮瘤增多症。初始剂量：地塞米松0.125~0.25毫克/天或泼尼松2.5~5毫克/天，睡前服，以维持正常血压、血钾和促肾上腺皮质激素（ACTH）水平的最小剂量为佳，通常小于生理替代剂量。血压控制不满意者可加用依普利酮，特别是儿童。

2.89 原发性醛固酮增多症可以进行手术治疗吗？术前该做哪些准备工作

（1）对于肾上腺醛固酮瘤、单侧肾上腺增生、分泌醛固酮肾上腺皮质癌或异位肿瘤和由于药物不良反应不能耐受长期药物治疗的特发性醛固酮增多症患者应进行手术治疗。

1）肾上腺醛固酮瘤推荐首选腹腔镜肾上腺肿瘤切除术，尽可能保留肾上腺组织。腹腔镜与开放手术疗效一致。如疑为多发性肾上腺醛固酮瘤者，推荐患侧肾上腺全切除术。

2）单侧肾上腺增生推荐醛固酮优势分泌侧行腹腔镜下肾上腺全切术。

3）特发性醛固酮增多症、糖皮质激素可抑制性醛固酮瘤增多症虽以药物治疗为主，但当患者因药物不良反应无法坚持内科治疗时可考虑手术，切除醛固酮分泌较多侧或体积较大侧肾上腺。单侧或双侧肾上腺切除术后高血压治愈率仅19%。

（2）围手术期处理：

1）术前准备：注意心、肾、脑和血管系统的评估。纠正高血压、低血钾。肾功能正常者，推荐螺内酯术前准备，剂量100~400毫克，每天2~4次。如果低血钾严重，应口服或静脉补钾。一般准备1~2周，在此期间，应注意监控患者血压和血钾的变化。肾功能不全者，螺内酯酌减，以防止高血钾。血压控制不理想者，加用其他降压药物。

2）术后处理：术后第1天即停钾盐、螺内酯和降压药物，如血压波动可据实调整药物。静脉补液应有适量生理盐水，无需氯化钾（除非血钾＜3毫摩尔/升）。术后最初几周推荐钠盐丰富的饮食，以免对侧肾上腺被长期抑制、醛固酮分泌不足导致高血钾。罕见情况可能需要糖皮质激素的补充。术后血钾多在1周内恢复。大多数患者的血压可以恢复正常。

2.90 手术切除引起原发性醛固酮增多症的肾上腺肿块后血压还是不下降该怎么办

手术后大多数患者的血压可以恢复正常。如血压仍轻度升高，可加用螺内酯及其他降压药控制。血压改善不理想者，可能与长期高血压致肾损害及动脉硬化有关。术前及术后1周，可加用氢化可的松100~200毫克/天，1周后逐渐停药。

2.91 原发性醛固酮增多症手术后该如何进行随访

原发性醛固酮增多症术后随访目的主要是了解治疗效果，判断治疗方案是否合理，发现可能的多发醛固酮瘤和了解药物治疗不良反应。随访内容包括临床症状、血压、常规血生物化学检查、内分泌学检查（血、尿醛固酮，血浆肾素活性水平）、腹部CT检查等。第1次随访为术后4~6周，主要评估血压、血电解质及有无手术并发症；术后3个月待对侧肾上腺正常功能恢复后，可根据情况行氟氢可的松抑制试验等生物化学方法了解原发性肾上腺皮质增生是否治愈；以后每6个月1次随访，连续2年以上，药物治疗者应长期随访。

2.92 什么是嗜铬细胞瘤

嗜铬细胞瘤主要是指起源于肾上腺髓质嗜铬细胞的肿瘤，可合成、存储和分解代谢儿茶酚胺，并因后者的释放引起相应的症状，而传统概念的肾上腺外或异位嗜铬细胞瘤也可称为副神经节瘤。

2.93 什么原因可导致嗜铬细胞瘤

嗜铬细胞瘤的病因尚不明了，可能与遗传有关。近年研究表明约30%的患者有家族遗传背景，并已明确致病基因：von

Hippel-Lindau 病（VHL病，VHL基因突变）、多发内分泌肿瘤-1型（MEN-1，MEN1基因突变）、多发内分泌肿瘤-2型（MEN-2，RET基因突变）、家族性嗜铬细胞瘤综合征（SDHD、SDHB或 SDHC 基因突变）、神经纤维瘤病-1型（NF-1，NF-1基因突变）。成人散发性嗜铬细胞瘤基因突变率约为24%，儿童可达36%。嗜铬细胞瘤的发生率在 MEN-2为70%~80%，VHL病约为10%，NF-1为3%~5%。

2.94　嗜铬细胞瘤有什么临床表现

高血压是最常见的临床症状，发生率为80%～90%。50%~60%为持续性，40%~50%为发作性，10%~50%可出现体位性低血压，5%血压可正常。可伴有典型的头痛、心悸、多汗"三联征"，其发生率为50%以上。伴有血糖增高的发生率约为40%。部分患者可能会因心肌病、高钙血症、血尿、糖尿病、库欣综合征、肠梗阻，甚至视力下降等原因就诊；家族性嗜铬细胞瘤/嗜铬细胞瘤可以相关综合征的临床症状和体征为主要表现，如MEN-2（甲状腺髓样癌、甲状旁腺功能亢进症、多发黏膜神经瘤）、VHL病（视网膜和中枢神经系统血管网状母细胞瘤、肾囊肿或肾细胞癌、胰腺囊肿或肿瘤、附睾囊腺瘤）、NF-1（皮肤多发神经纤维瘤、色斑、虹膜"利舍结节"）、家族性嗜铬细胞瘤综合征（头颈部副交感神经副神经节瘤、嗜铬细胞瘤、交感神经副神经节瘤）等。约15%的病例可扪及腹部肿块。少见情况以急症形式出现，如高血压危象、休克、急性心力衰竭、肺水肿、心肌梗死、严重心律失常、急性肾功能不全、高热等。嗜铬细胞瘤在肾上腺偶发瘤的发生率约为5%。约有8%的患者无任何症状，多见于家族性发病者或瘤体巨大的囊性嗜铬细胞瘤。

2.95 除肾上腺外，嗜铬细胞瘤可以发生于人体的哪些部位

嗜铬细胞瘤主要源于肾上腺髓质，9%~24%源于肾上腺外。嗜铬细胞瘤多为单侧，但遗传性者常为双侧、多发，如MEN-2相关者 50%~80%为双侧。约95%以上的非肾上腺嗜铬细胞瘤位于腹部和盆腔，最常见部位为腹主动脉旁、肾门附近、下腔静脉旁等；其次为盆腔，膀胱嗜铬细胞瘤占膀胱肿瘤0.5%，占嗜铬细胞瘤的10%；再次为头颈和胸腔纵隔,15%~24%可多发。

2.96 对于嗜铬细胞瘤有哪些诊断试验

实验室测定血浆和尿的游离儿茶酚胺（CA）（包括肾上腺素、去甲肾上腺素和多巴胺）及其代谢产物，如VMA，是传统诊断嗜铬细胞瘤的重要方法。肿瘤CA的释放入血呈"间歇性"，直接检测CA易出现假阴性。但CA在瘤细胞内的代谢呈持续性，其中间产物甲氧基肾上腺素类物质（MNs）以"渗漏"形式持续释放入血，血浆游离MNs和尿分馏的甲氧肾上腺素的诊断敏感性优于CA的测定。进入循环的MNs为游离形式，主要来源于嗜铬细胞瘤肿瘤细胞，经消化道、脾、胰的相关酶修饰为硫酸盐结合的MNs，消化道等本身也可合成大量的硫酸盐结合的NMN，故结合型MNs特异性略差。24小时尿CA仍是目前定性诊断的主要生化检查手段，结果阴性而临床高度可疑者建议重复多次和（或）高血压发作时留尿测定，阴性不排除诊断。血浆游离MNs包括MN和NMN，则适于高危人群的筛查和监测。阴性者几乎能有效排除嗜

铬细胞瘤，假阴性率仅为1.4%，无症状的小肿瘤或仅分泌多巴胺者，可假阴性。国内仅有少数单位开展，建议推广。除此之外，24小时尿分馏的MNs、24小时尿总MNs（MN+NMN）、24小时尿VMA、血浆CA的检测也可用于嗜铬细胞瘤的诊断。

2.97　如何对嗜铬细胞瘤进行定位诊断

定位诊断方法主要有 CT 和 MRI。两者具有类似的诊断敏感性和特异性，没有证据表明何者更优，可选其一。其对嗜铬细胞瘤的敏感性优于嗜铬细胞癌、转移灶、复发病灶，但排除嗜铬细胞瘤的特异性仅约为50%。推荐 CT/MRI 的初始扫描范围为腹部+盆腔，目的在于检出肾上腺和（或）肾上腺外多发病变，如为阴性，扫描胸部和头颈。

检查首选 CT 平扫 + 增强，优点是价格适中、敏感性高、扫描时间短。可发现肾上腺 0.5厘米和肾上腺外 1.0 厘米以上的嗜铬细胞瘤。肿瘤内密度不均和显著强化为其特点，能充分反映肿瘤形态特征及与周围组织的解剖关系。

MRI的敏感性与CT相仿，优点是无电离辐射、无造影剂过敏之虞。嗜铬细胞瘤血供常常很丰富，T1WI 低信号、T2WI 高信号，反向序列信号无衰减为其特点。

2.98　肾上腺嗜铬细胞瘤手术治疗前该如何进行药物准备

嗜铬细胞瘤手术治疗前充分的准备是手术成功的关键，未常规予以 α 受体阻滞剂以前手术死亡率达24%~50%，充分的药物准备可使手术死亡率明显降低。术前药物准备的目标在于阻断过量肾上腺素的作用，维持正常血压、心率/心律，改善心脏和其他脏器的功能；纠正有效血容量不足；防止手术、麻醉诱发肾上腺素的大量释放所致的血压剧烈波动，减少急性心力衰竭、肺水肿等严重并发症的发生。

（1）控制高血压：

1）α受体阻滞剂（推荐）：最常用的是长效非选择性α受体阻滞剂——酚苄明，初始剂量为5~10毫克，2次/天，据血压调整剂量，每2~3天递增10~20毫克；发作性症状控制、血压正常或略低、体位性低血压或鼻塞出现等提示药物剂量恰当，一般每天30~60毫克或1毫克/千克体重已足，分3~4次口服，每天不超过2毫克/千克体重。服药期间饮食中增加含盐液体的摄入，以减少体位性低血压的发生，并有助于扩容。

2）钙离子通道阻滞剂（推荐）：钙拮抗剂能够阻断钙离子内流入血管平滑肌细胞内，达到控制血压和心率失常的目的，它还能防止冠状动脉痉挛，有利于改善心功能。其疗效几乎与α受体阻滞剂相当，但不会引起体位性低血压。

（2）控制心律失常：对于肾上腺素或α受体阻滞剂介导的心动过速（＞100~120次/分）或室上性心律失常等需加用β受体阻滞剂，使心率控制在＜90次/分。但β受体阻滞剂必须在α受体阻滞剂使用2~3天后，因单用前者可阻断肾上腺素兴奋β$_2$受体扩张血管的作用而可能诱发高血压危象、心肌梗死、肺水肿等致命的并发症。推荐使用选择性的β$_1$受体阻滞剂，如阿替洛尔、美托洛尔等。

（3）高血压危象的处理：推荐硝普钠、酚妥拉明或尼卡地平静脉泵入。术前药物准备的时间和标准推荐至少10~14天，发作频繁者需4~6周。

2.99 嗜铬细胞瘤应如何进行手术治疗

手术切除是嗜铬细胞瘤是最有效的治疗方法。强调与麻醉科等多学科充分合作。推荐全麻，实时监测动脉血压和中心静脉压，必要时漂浮导管。积极扩容的同时注意防治心力衰竭。

手术方式应根据病情、肿瘤的大小、部位及与周围血管的关系和术者的经验合理选择开放性手术或腹腔镜手术：

（1）腹腔镜嗜铬细胞瘤切除术具有术中肾上腺素释放少、血压波动幅度小、创伤小、术后恢复快、住院时间短等优点，是肾上腺嗜铬细胞瘤推荐首选的手术方式。其选择主要决定于肿瘤的大小和术者的经验。但肿瘤大小并非绝对限制，多数学者推荐肿瘤＜6厘米。经腹和经腹膜后途径没有显著差异，但后者术后恢复更快。

（2）开放手术适用于肿瘤巨大、疑恶性、肾上腺外嗜铬细胞瘤、多发需探查者。腹主动脉主干及肠系膜上动脉区有丰富的副神经节嗜铬体，为肿瘤的好发部位，是探查的主要区域；对来自胸腔、纵隔或膀胱的嗜铬细胞瘤，应根据肿瘤位置，选择相应手术径路。肿瘤分离有困难者可行包膜内剜除。膀胱嗜铬细胞瘤有恶性倾向，推荐根据肿瘤部位和大小行膀胱部分或全膀胱切除术。

嗜铬细胞瘤术后，应在ICU监护24~48小时，行持续的心电图、动脉压、中心静脉压等监测，及时发现并处理可能的心血管和代谢相关并发症。术后高血压、低血压、低血糖较常见，应常规适量扩容和5%葡萄糖液补充，维持正平衡。

2.100 什么是恶性嗜铬细胞瘤？恶性嗜铬细胞瘤该如何治疗

多种病理学指标用于预测嗜铬细胞瘤的恶性行为，但迄今最具预测价值的是定位于肾上腺外、肿瘤的直径＞5厘米和有SDHB基因突变的嗜铬细胞瘤要考虑为恶性。除此以外，血、尿多巴胺和去甲肾上腺素水平显著升高亦提示恶性可能，需引起临床重视。恶性嗜铬细胞瘤主要的治疗方法如下：

（1）手术切除原发或转移病灶仍是主要治疗手段，手术减瘤虽不能延长生存，但有助控制血压等相关症状，并可能有利于术后放、化疗或放射性核素治疗。

（2）放射性核素治疗用于无法手术或多发转移、MIBG或奥曲肽显像阳性者。最常用的药物是^{131}I-MIBG，其治疗效应与每克肿瘤组织吸收剂量和肿瘤体积密切相关，肿瘤直径应小于2厘米以保证^{131}I-MIBG的良好摄取。大剂量^{131}I-MIBG治疗能延长生存时间，缓解症状；短期内效果良好，症状改善有效率为75%，肿瘤体积部分缓解率为30%，完全缓解率为5%。但长期疗效欠佳，2年内几乎均有复发或转移。主要副作用是骨髓抑制。核素标记的奥曲肽可用于MIBG阴性者，但疗效尚难评价。

（3）放疗和化疗：放射治疗推荐用于无法手术切除的肿瘤和缓解骨转移所致疼痛，但可能加重高血压。化疗推荐CVD方案（环磷酰胺、长春新碱、氮烯唑胺），有效率约50%，但多于2年内复发。联合MIBG可能提高疗效。抗血管生成靶向药物治疗可能有效。

（4）处理儿茶酚胺增多症：对于恶性或因故不能手术者推荐α受体阻滞剂、β受体阻滞剂控制高血压。

3

求诊指南

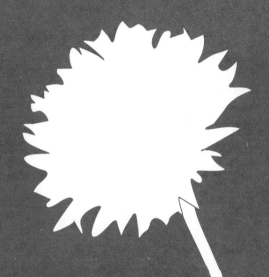

3.1 上海市部分三级医院泌尿外科临床特色

医院名称	临床特色
上海交通大学医学院附属第一人民医院	肾脏移植、泌尿系肿瘤、前列腺癌、前列腺增生（激光外科）
上海交通大学医学院附属第六人民医院	尿道外科（尿道狭窄、尿道畸形）、泌尿系结石
上海交通大学医学院附属第九人民医院	泌尿整形外科（尿道下裂、膀胱外翻等泌尿系先天畸形）、泌尿系结石
复旦大学附属中山医院	泌尿系肿瘤、泌尿系结石
复旦大学附属华山医院	泌尿系肿瘤、前列腺增生症
上海交通大学医学院附属瑞金医院	肾上腺外科、泌尿系肿瘤
上海交通大学医学院附属仁济医院	前列腺增生、前列腺癌、泌尿系结石
第二军医大学附属长征医院	前列腺增生、前列腺癌、肾脏移植
第二军医大学附属长海医院	泌尿系结石、前列腺增生、前列腺癌
复旦大学附属肿瘤医院	泌尿系肿瘤、前列腺癌

3.2 上海市部分三级医院一览表

所在区	医院名称	地址	电话	网址
宝山	复旦大学附属华山医院（北院）	陆翔路518号	66895999	http://www.huashan.org.cn
宝山	上海交通大学医学院附属第三人民医院	漠河路280号	56691101	http://www.bghospital.cn
虹口	上海中医药大学附属岳阳中西医结合医院	甘河路110号	65161782	http://www.yueyangyy.com
虹口	上海交通大学医学院附属上海市第一人民医院	海宁路100号	63240090	http://www.firsthospital.cn
黄浦	上海中医药大学附属曙光医院（西院）	普安路185号	53821650	http://www.sgyy.cn
黄浦	上海交通大学医学院附属瑞金医院	瑞金二路197号	64370045	http://www.rjh.com.cn
黄浦	上海交通大学医学院附属仁济医院（西部）	山东中路145号	58752345	http://www.renji.com
黄浦	上海交通大学医学院附属第九人民医院	制造局路639号	63138341	www.9hospital.com
黄浦	第二军医大学附属长征医院	凤阳路415号	81886999	http://www.shczyy.com
静安	复旦大学附属华山医院	乌鲁木齐中路12号	52889999	http://www.huashan.org.cn/
静安	复旦大学附属华东医院	延安西路221号	62483180	http://www.huadonghospital.com

所在区	医院名称	地址	电话	网址
静安	上海市眼病防治中心	康定路380号	62717733	http://www.shsyf.com
浦东	同济大学附属东方医院	即墨路150号	38804518	http://www.easthospital.cn
浦东	上海中医药大学附属曙光医院（东院）	张衡路528号	53821650	http://www.sgyy.cn
浦东	上海交通大学医学院附属仁济医院（东部）	东方路1630号	58752345	http://www.renji.com
普陀	同济大学附属同济医院	新村路389号	56051080	http://www.tongjihospital.com.cn
普陀	上海中医药大学附属普陀医院	兰溪路164号	62572723	http://www.sptdch.cn
松江	上海交通大学附属上海市第一人民医院（南院）	新松江路650号	63240090	http://www.firsthospital.cn
徐汇	上海中医药大学附属龙华医院	宛平南路725号	64385700	http://www.longhua.net
徐汇	上海交通大学医学院附属第六人民医院	宜山路600号	64369181	http://www.6thhosp.com
徐汇	复旦大学附属中山医院	枫林路180号	64041990	http://www.zs-hospital.sh.cn/
徐汇	上海交通大学附属胸科医院	淮海西路241号	62821900	http://www.shxkyy.com
徐汇	复旦大学附属眼耳鼻喉科医院	汾阳路83号	64377134	http://www.fdeent.org
徐汇	复旦大学附属肿瘤医院	东安路270号	64175590	http://www.shca.org.cn
杨浦	上海交通大学医学院附属新华医院	控江路1665号	25078999	http://www.xinhuamed.com.cn

所在区	医院名称	地址	电话	网址
杨浦	第二军医大学附属长海医院	长海路168号	31166666	http://www.chhospital.com.cn
闸北	上海中医医院	芷江中路274号	56639828	http://szy.sh.cn
闸北	同济大学附属第十人民医院	延长中路301号	66300588	http://www.shdsyy.com.cn
闵行	上海交通大学医学院附属仁济医院（南院）	江月路2000号	58752345	http://www.renji.com/
青浦	青浦区中心医院	公园东路1158号	69719190	http://www.qphospital.com
奉贤	奉贤区中心医院	南奉公路6600号	57420702	http://www.fengxianhosp.com
崇明	崇明县中心医院	南门路25号	59612701	
长宁	上海市皮肤病医院	武夷路196号	61833000	http://www.shskin.com
金山	复旦大学附属公共卫生临床中心	漕廊公路2901号	37990333	http://www.shaphc.org
金山	复旦大学附属金山医院	龙航路1508号	34189990	http://www.jinshanhos.org.cn

3.3　专家门诊预约方式

专家门诊的预约方式有以下两种：

（1）通过"医联网"的预约服务系统进行网上预约挂号。

打开医联网主页（http://www.shdc.org.cn）→点击右上角"医联预约服务"→按预约挂号指南进行。

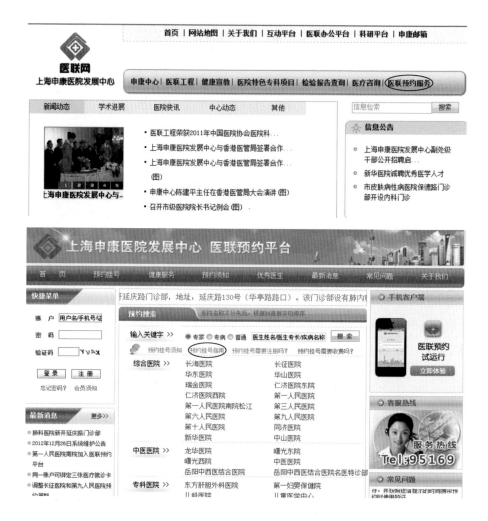

（2）拨打电话95169进行预约（仅收取市话费）。

1）预约时需要以下信息：患者姓名、身份证号码、手机号码，预约专家的姓名。复诊患者预约时还需提供医保卡或自费卡卡号。

2）备注：如果老人没有手机，需要家属提供手机，预约成功后就诊的相关信息以短信形式发送到手机上，凭短信挂号。

3）就诊时还需要携带以下物件：患者身份证、医保卡或就诊卡、预约时所提供的手机。

后 记

　　本书的编撰工作得到了民盟上海市委社会服务部王子昂部长、王轶老师的大力支持，刘念椿老师对本书的编写工作给予了精心的指导和热情的帮助，刘志宏博士、王维博士和曾毅刚硕士也积极参加了本书的编写工作，在此表示由衷的感谢！希望本书的出版能给老年读者提供丰富的泌尿外科保健知识，使老年朋友更加健康长寿。

图书在版编目(CIP)数据

老年人泌尿外科疾病100问/上海市学习型社会建设与终身教育促进委员会办公室编.
—上海:复旦大学出版社,2013.12
ISBN 978-7-309-10097-6

Ⅰ.老…　Ⅱ.上…　Ⅲ.老年人-泌尿系统疾病-诊疗-问题解答　Ⅳ.R69-44

中国版本图书馆 CIP 数据核字(2013)第 230399 号

老年人泌尿外科疾病100问
上海市学习型社会建设与终身教育促进委员会办公室　编
责任编辑/魏　岚

复旦大学出版社有限公司出版发行
上海市国权路 579 号　邮编:200433
网址:fupnet@fudanpress.com　http://www.fudanpress.com
门市零售:86-21-65642857　团体订购:86-21-65118853
外埠邮购:86-21-65109143
上海华业装潢印刷厂有限公司

开本 787×1092　1/16　印张 7.25　字数 80 千
2013 年 12 月第 1 版第 1 次印刷
印数 1—5 100

ISBN 978-7-309-10097-6/R·1346
定价:20.00 元